思想觀念的帶動者

文化現象的觀察者

本土經驗的整理者

生命故事的關懷者

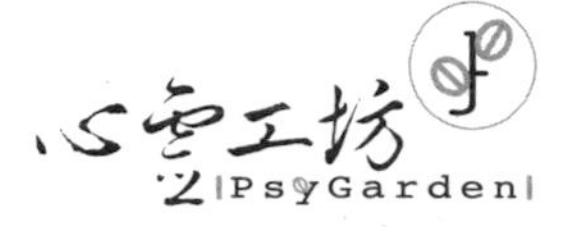

MentalHealth

黑暗來襲，風暴狂飆，讓生命承載著脆弱與艱辛
猶如汪洋中一塊浮木，飄向無盡混沌迷霧
勇敢接受生命中的不完美，視為珍寶禮物
懷著信心、希望與愛，重燃生命，點亮靈魂！

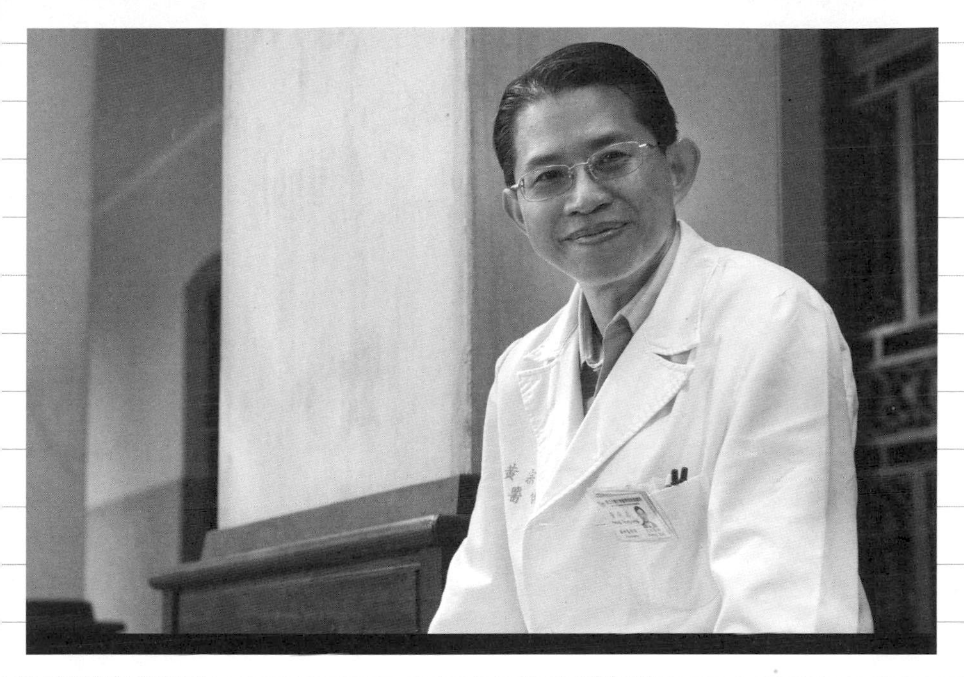

不被遺忘的時光

從失智症談如何健康老化

著——黃宗正

臺大醫師到我家
MentalHealth (015)
精神健康系列

當年紀老邁，記憶褪色時，
大笑、流淚、運動、學習、保持心情愉快，
都是邁向健康老化的最佳之道！

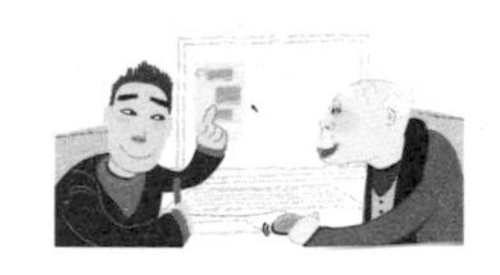

【總序】

視病如親的具體實現

高淑芬

我於2009年8月，承接胡海國教授留下的重責大任，擔任臺大醫學院精神科、醫院精神醫學部主任，當時我期許自己每年和本部同仁共同完成一件事，在六年任期的前四年已完成兩次國際醫院評鑑（JCI），國內新制醫院評鑑，整理歷屆主任、教授、主治醫師、住院醫師、代訓醫師於會議室的科友牆，最後的兩年，另一件重要計畫的是策劃由本部所有的主治醫師親自以個人的臨床經驗、專業知識，針對特定精神科疾病或主題，撰寫供大眾閱讀的精神健康保健叢書，歷經策劃兩年，逐步付梓，從2013年八月底開始陸續出書，預計2016年五月內完成全系列十七本書。

雖然國內並無最近的精神疾病盛行率資料，但是由世界各國精神疾病的盛行率（約10～50%）看來，目前各種精神疾病的盛行率相當高，也反映出維護精神健康的醫療需求和目前所能提供的資源是有落差。隨著全球經濟不景氣，臺灣遭受內外主客觀環境的壓力，不僅個人身心狀況變差、與人互動不良，對事情的解讀較為負面，即使沒有嚴重到發展為精神疾病，但其思考、情緒、行為的問題，可能已達到需要尋求專業協助的程度。因此，在忙碌競爭的現代生活，以及有限的資源之下，這一系列由臨床經驗豐富的精神科醫師主筆的專書，就像在診間、心理諮商或治療時，可以提供國人正確的知識及自助助人的技巧，以減少在徬徨無助的時候，漫無目的地瀏覽網頁、尋求偏方，徒增困擾，並可因個人問題不同，而選擇不同主題的書籍。

即使是規則接受治療的患者或家屬，受到看診的時間、場合限制，或是無法記得診療內容，而感到無助灰心時，這一【臺大醫師到我家・精神健康系列】叢書，就像聽到自己的醫師親自告訴你為什麼你會有困擾、你該怎麼辦？透過淺顯易懂的文字，轉化成字字句句關心叮嚀的話語，陪伴你度過害怕不安的時候，這一系列易讀好看的叢書，不僅可以解除你的困惑，更如同醫師隨時隨地溫馨的

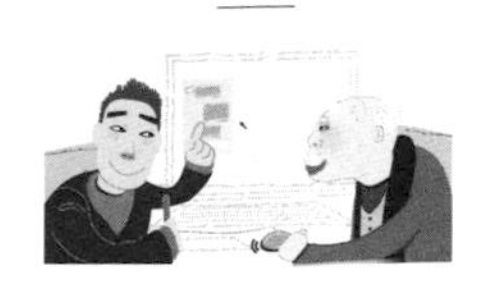

叮嚀與陪伴。

此系列叢書最大的特色是國內第一次全部由臺大主治醫師主筆，不同於坊間常見的翻譯書籍，不僅涵蓋主要的精神疾病，包括自閉症、注意力不足過動症、早期的精神分裂症、焦慮症、失智症、社交焦慮症，也討論現代社會關心的主題，例如網路成癮、失眠、自殺、飲食、兒童的情緒問題，最後更包括一些新穎的主題，例如親子關係、司法鑑定、壓力處理、精神醫學與遺傳基因；為了表現總策畫的決心，務必完成本系列叢書，我負責出版第一本《家有過動兒：幫助ADHD孩子快樂成長》以及最後一本《找回專注力：成人ADHD全方位自助手冊》，本系列叢書也突顯臺大醫療團隊的共同價值觀——以患者為中心的醫療，和團隊合作精神——只要我們覺得該做的，必會團結合作共同達成；每位醫師對各種精神疾病均有豐富的臨床經驗，在決定撰寫主題時，大家也迅速地達成共識、一拍即合，立即分頭進行，無不希望盡快完成。由於是系列叢書，所以封面、形式和書寫風格也須同步調整修飾，大家的默契極優，竟然可以在忙於繁重的臨床、教學、研究及國際醫院評鑑之時，順利地完成一本本的書，實在令人難以想像，我們都做到了。

完成這一系列叢書，不僅要為十六位作者喝采，我更要代表臺大醫院精神部，感謝心靈工坊的總編輯王桂花女士及其強大的編輯團隊、王浩威及陳錫中醫師辛苦地執行編輯和策劃，沒有他們的耐心、專業、優質的溝通技巧及時間管理，這一系列叢書應該是很難如期付梓。

人生在世，不如意十之八九，遇到壓力、挫折是常態，身心健康的「心」常被忽略，而得不到足夠的了解和適當的照護。唯有精神健康、心智成熟才能享受快樂的人生，臺大精神科關心患者，更希望以嚴謹專業的態度進行診療。此系列書籍正是為了提供大眾更普及的精神健康照護而產生的！協助社會大眾的自我了解、回答困惑、增加挫折忍受度及問題解決能力，不論是身心健康照護的專業人士或關心自己、孩子、學生、朋友、父母或配偶的身心健康的讀者，這絕對是你不可或缺、自助助人、淺顯易懂、最生活化的身心保健叢書。

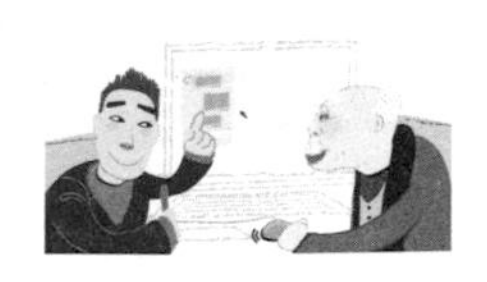

【主編序】

本土專業書籍的新里程

王浩威、陳錫中

現代人面對著許多心身壓力的困擾，從兒童、青少年、上班族到退休人士，不同生命階段的各種心身疾患和心理問題不斷升高。雖然，在尋求協助的過程，精神醫學的專業已日漸受到重視，而網路和傳統媒體也十分發達，但相關知識還是十分片斷甚至不盡符實，絕大多數人在就醫之前經常多走了許多冤枉路。市面上偶爾有少數的心理健康書籍，但又以翻譯居多，即使提供非常完整的資訊，卻也往往忽略國情和本土文化的特性和需求，讀友一書在手，可能難以派上實際用途。

過去，在八〇年代，衛生署和其他相關的政府單位，基於衛生教育的立場，也曾陸續編了不少小冊式的宣傳品。然而，一來小冊式的內容，不足以滿足現代人的需要：二來，這些政府印刷品本身只能透過分送，一旦分送完畢也就不容易獲得，效果也就十分短暫了。

於是整合本土醫師的豐富經驗，將其轉化成實用易懂的叢書內容，成為一群人的理想。這樣陳義甚高的理想，幸虧有了高淑芬教授的高瞻遠矚，在她的帶領與指揮下，讓這一件「對」的事，有了「對」的成果：【臺大醫師到我家・精神健康系列】。

臺大醫院精神醫學部臥虎藏龍，每位醫師各有特色，但在基本的態度上，如何秉持人本的精神來實踐臨床的工作是十分一致的。醫師們平時為患者所做的民眾衛教或是回應診間、床邊患者或家屬提問問題時的口吻與內容，恰好就是本書系所需要的內涵：儘可能的輕鬆、幽默、易懂、溫暖，以患者與家屬的角度切入問題。

很多人都是生了病，才會積極尋求相關資訊；而在尋尋覓覓的過程中，又往往聽信權威，把生病時期的主權交託給大醫院、名醫師。如果你也是這樣的求醫模式，這套書是專為你設計：十七種主題，案例豐富，求診過程翔實，醫學知識完整不艱澀，仿如醫師走出診間，為你詳細解說症狀、分享療癒之道。

編著科普類的大眾叢書，對於身處醫學中心的醫師們

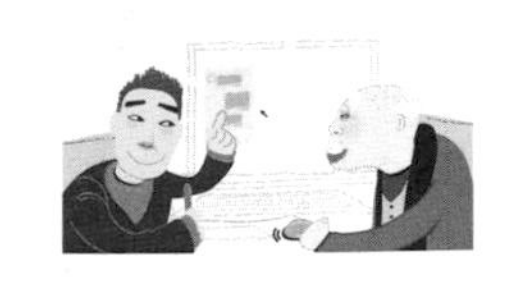

而言，所付出的心力與時間其實是不亞於鑽研於實驗室或科學論文，而且出書過程比預期的更耗工又費時，但為了推廣現代人不可不知的心身保健的衛教資訊，這努力是值得的。我們相信這套書將促進社會整體對心身健康的完整了解，也將為關心精神健康或正為精神疾患所苦的人們帶來莫大助益。

這樣的工作之所以困難，不只是對這些臺大醫師是新的挑戰，對華文的出版世界也是全新的經驗。專業人員和書寫工作者，這兩者角色如何適當地結合，在英文世界是行之有年的傳統，但在華文世界一直是闕如的，也因此在專業書籍上，包括各種的科普讀物，華人世界的市面上可以看到的，可以說九成以上都是仰賴翻譯的。對這樣書寫的專門知識的累積，讓中文專業書籍的出版愈來愈成熟也愈容易，也許也是這一套書間接的貢獻吧！

這一切的工程，從初期預估的九個月，到最後是三年才完成，可以看出其中的困難。然而，這個不容易的挑戰之所以能夠完成，是承蒙許多人的幫忙：臺大醫院健康教育中心在系列演講上的支持，以及廖碧媚護理師熱心地協助系列演講的籌劃與進行；也感謝心靈工坊莊慧秋等人所召集的專業團隊，每個人不計較不成比例的報酬，願意投入這挑戰；特別要感謝不願具名的黃先生和林小姐，沒有他們對心理衛生大眾教育的認同及大力支持，也就沒有這套書的完成。

這是一個不容易的開端，卻是讓人興奮的起跑點，相信未來會有更多更成熟的成果，讓醫病兩端都更加獲益。

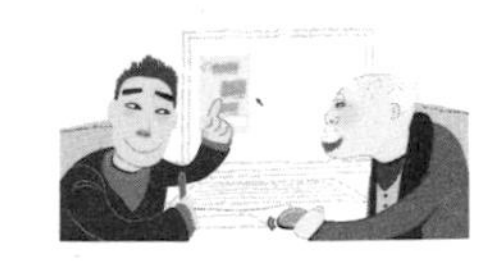

【自序】

生如夏花之絢爛，死若秋葉之靜美

黃宗正

寫這本書有兩個因緣。第一個因緣要從二十多年前我在內科當住院醫師說起，當時我的責任就是讓患者從生病狀態恢復正常，到住院醫師第三年的時候，我已經看了不少老年人，這些人飽受疾病的煎熬，比如中風、癌症、肝腎功能衰竭等。當時的醫療目標仍然是希望治癒患者，若不能治癒也盡量拖延生命（並沒有今天安寧緩和醫療的觀念）。於是就見到這些老年人不斷被各種疾病折磨，卻還苦撐下去，宛如一部老舊車子許多的零件都已陳舊不堪，平均每一段時間就需進廠修理部分零件，以勉強維持堪用的狀態，但很難回復到正常狀態。當時第一次學到有個病叫做「失智症」，罹患此病的老人，常是生理上有很多疾病，如糖尿病、高血壓、中風等，後來變成腦功能減退而失智。照顧這些老年人很辛苦，因為他們常有性格改變、易怒、多疑等現象，令照顧者不知如何是好，久之照顧者也變得心情低落。除此以外，失智症還有很多倫理問題，比如說我們要鼓勵家人單獨照顧失智老人，還是送至安養院？用了藥物之後改善患者激動的行為，但卻增加死亡風險，那麼是否還需要繼續用藥？又如末期的失智症患者得了肺炎，要不要積極治療？剩最後一口氣時要不要急救？此外失智症還有不少法律問題，當一個人失智了，他的財產怎麼分配，他如果立了遺囑，在法律上是否有效？或是今年立了遺囑，明年想要更改，那在法律上如何解決這個問題呢？這些都是一般民眾並不很了解但可能會面對的。

第二個緣起是來自於過去十多年來在精神科看老年患者的經驗。有些七、八十歲的老人，常一心想活到九十、一百歲，總是擔心自己的身體健康出了狀況，因此頻繁就醫，成為醫院的常客，也花了許多健保資源（2008年臺灣老人占總人口10.3%，但其健保支出占總費用之34.4%）。相反地，有些八、九十歲的老人，覺得自己已經活得太久了，看不到生活的樂趣，問醫生能不能幫她（他）安樂死。另外還有一群失智老人，已經忘記自己是誰，每天憨憨的活著，甚至於拿鏡子照自己也不認得鏡中

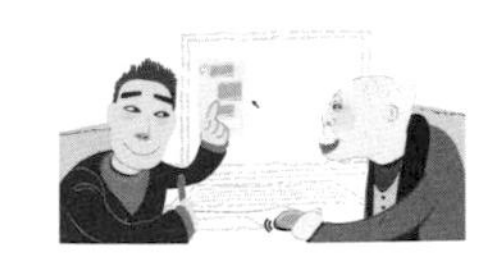

人是誰。問題是他們的生命還會再持續一段時間，如果照護得好也許會到三、五年。這些案例告訴我們，老化可能出現很多年輕人難以想到的問題。換言之，要面對老化及死亡，其實是有很多功課要準備的，因此我也想藉著這本書來談談「如何健康地老化」。

印度詩人泰戈爾曾說過「生如夏花之絢爛，死若秋葉之靜美」。如果我們活著的時候希望像夏天的花開得十分燦爛，就要像培養一朵花一樣，陽光、空氣、水、肥料缺一不可，對應到人身上人則是運動、用腦、人際互動以及適當的營養；而死若秋葉之靜美，就提示我們其實死亡可以像秋天的落葉一樣，安詳地落在大地上那麼寧靜美麗。換言之，準備好恰當的心態接納老、病、死，並在過程中的適當時機，對所有相關的事情預作安排（比如說預立遺囑或是簽署DNR），同時提高心靈或信仰的層次，則能坦然面對老病死。除此之外，老化是全國乃至全球性的問題，政府如何及早因應，擬定適當政策，是全民所期盼的要務。比如說儘早推完善的出長期照護法、長期照護保險，以及在各個社區規劃照護制度，例如鼓勵較年輕的老人協助較年老的老人等。

這本書的完成我要感謝許多人，第一是眾多「指導」

我的老年患者，他們教我許多要年紀很大才會瞭解的事。其次是臺灣失智症協會及老年精神醫學會的伙伴們，多年來大家一起合作學習，才能有今天對於老化及老年精神疾病的深刻認識，本書有些資料是引用自臺灣失智症協會的出版物，在此一併致謝。最後我要感謝心靈工坊的修淑芬、莊慧秋、黃心宜三位小姐，她們的耐心協助，幫忙我整理文稿並且提出建議，使得這本書更容易閱讀。希望這本書能對所有讀者及其長輩有些幫助，讓更多的人有美好健康的老年生活。

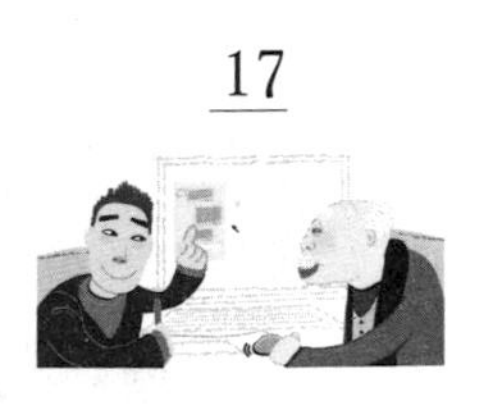

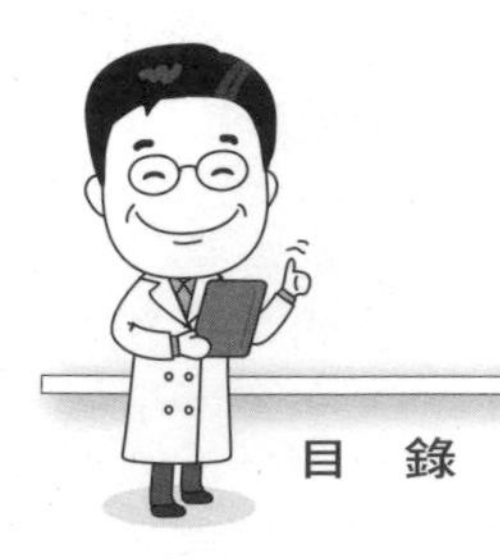

目　錄

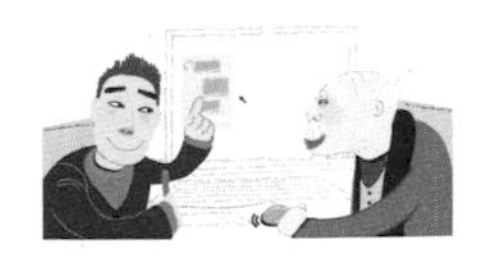

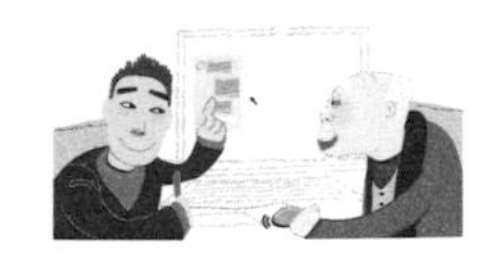

【前言】

健康老化的銀髮歲月

【一位醫師老教授的故事】

在南部有一家專門收容失智症老人的安養院，幾年前來了一位頭髮斑白的老教授，每天早上都穿著醫師袍進行查房，煞有介事地跟患者問診、聊天，儼然是一位認真的好醫師。

然而，仔細聽他的問診內容，就會發現，他跟患者之間的對話內容空洞，有時雞同鴨講、各講各的。原來這位老教授跟其他人一樣，也是失智症患者。因為在家照顧不易，被送入安養院。

他在退休前，確實是一位以嚴格出名的醫學教授。從小接受日本教育，習於恨鐵不成鋼的打罵方式，再加上年輕時血氣方剛，一看到學生做錯就開罵，毫不留情面給對方。他愛罵人的習慣，回到家裡更嚴重，所以孩子們從小就不願意與父親相處，經常躲得遠遠的。

退休後整天無事可做，情緒找不到宣洩的出口，於是變本加厲，在家裡只要看不慣，就暴跳如雷，家人都不願意在他旁邊多待一分鐘。這樣的個性造成周圍的親友們無法與他相處，家庭和人際支持系統陸續出了問題。

老教授長年抽煙，又有心臟病和高血壓，且不願好好控制，七十多歲開始出現失智現象，東西找不到就開罵，家人無法處理他情緒激動的狀況，只好將他送到安養院。

剛開始住院時，老教授每天起床就自動穿上白袍，想進入護理站內上班。雖然依規定患者是不能進入的，不過基於人性化照護的原則，考量他長期生活在醫療環境之中，這是他最熟悉的環境，對他有神奇的安定作用，因此偶爾讓他進入。他在護理站內常是安安靜靜的，彷彿還在醫院參加一場會議似的。

幾年後老教授病情惡化，漸漸地也忘了自己的工作，行動也更困難，便不再「查房」了。

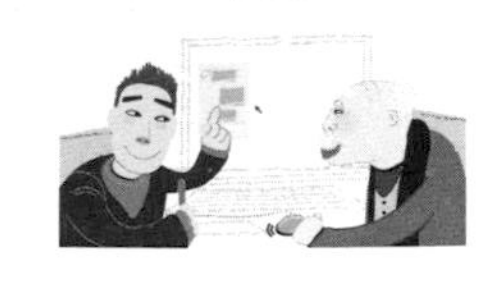

從我長期的臨床觀察中，發現社會大眾普遍對失智症有許多誤解和恐懼，更不知道要如何與失智症患者相處。其實，每一位患者的狀況都不一樣，最重要的原則，就是以患者為中心，找出最適合的照顧方法，讓失智患者也能擁有尊嚴和快樂。

我很喜歡講述這則故事，因為這家安養院展現了一個很重要的思維和做法：以患者為中心，而非以規矩為中心。護士們發現，如果老教授無所事事，他會覺得很無聊，坐立不安，情緒無法穩定下來。但只要穿上他最習慣的白袍，心裡有了依靠，心情就變好。因此，護士們不以硬性的規矩來箝制患者的行為，容許老教授在院裡趴趴走，讓失智的老教授也能擁有快樂晚年。

從這位老教授的故事，我們也可以看到失智症照護上的親情與現實的兩難。老教授的個性向來暴躁易怒，年輕時或許還可以努力自我控制，一旦失智之後，因為疾病的因素，再也無法控制自己，原本的個性可能會更加暴露出來，造成家人照顧上的困擾。

尤其，如果家人長期與他並不親近，面對他失智後的喜怒無常，更不容易找到適當的照顧方法，不得已只好將他送去安養機構。

除了性格的問題之外，老年生活的安排也很重要。以這位老教授的情況為例，退休之後就失去生活重心，無法經營健康的老年生活，更容易被疾病纏身，變成一種惡性循環，最終失去健康，也失去家人。

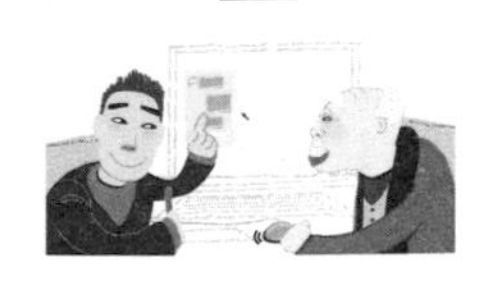

老年當自強

根據聯合國的定義：當一個國家或社會的六十五歲以上人口，超過整個社會人口比例的7%，就是「高齡化社會」。臺灣在1993年，六十五歲以上高齡者已達到一百四十八萬人，占總人口數的 7.09%，已步入高齡化社會。

由於少子化的現象，更讓臺灣社會的老化腳步快速上升。在2010年，臺灣社會的老化指數已高達68.4%（老化指數＝〔65歲以上人口÷15歲以下人口〕×100），推估到了2060年，老化指數預測將達441.8%，也就是說，五十年後的老年人口，約為幼年人口的四倍。

老與幼的比例差距如此懸殊，意謂著老年人口依賴工作年齡人口的負擔將逐漸增加。在2010年之前，平均每九點六個青壯年人口扶養一位老年人口；五十年之後，將變成每一點二個青壯年人口扶養一位老年人口。

這些數據所呈現的事實之一，就是臺灣銀髮族的未來生活，恐怕很難達成《禮運．大同篇》當中「老有所終」的境界。

因此，我們每個人都必須提早做好老年期的生涯規畫，不要將過多的反哺責任寄望在兒女子孫身上。因為在未來的社會，子孫輩們恐怕無力也無能妥善照顧家中長輩，這不是他們悖倫不孝，而是眾多複雜原因所形成的社會問題，是大環境的結構，世界各國的情況都差不多。

世界衛生組織近年來大力提倡「成功老化」的觀念，臺灣也致力在推動銀髮族的樂活運動，鼓勵年長者保持身體健康、心靈愉快，享受人生。不管個人的身體狀況、環境條件如何，希望每一位銀髮族都可以找到最適合自己的生活方式，快樂度過黃金歲月。

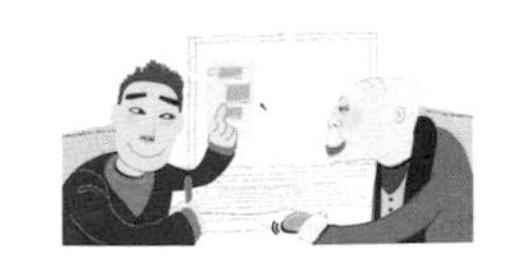

一人生病，全家責任

銀髮族最常見的困擾，就是生病。一旦失去健康，許多問題也會接踵而來。在眾多的老年疾病之中，本書焦點將放在失智症這個重要課題上。

臺灣的失智人口逐年攀升。根據臺灣失智症協會統計，截至2013年底，全臺六十五歲以上的銀髮族中，有失智症或即將成為失智症的人口，約有二十一萬人。推估到了2060年將逼近八十萬人，這代表照顧失智老人的社會成本，將成為下一個青壯年世代的沉重負擔。

失智症的早期症狀，每個患者的表現都不同。有些人會忘東忘西、迷路、記不住事情，有的人則是情緒變得焦慮不安，因此與家人相處產生衝突。到了中期、末期的階段，可能連日常生活都無法自理，甚至不認得家人，跟現實世界完全脫節，照顧上的負擔非常沉重，造成家屬非常大的壓力。若家人不懂得照顧技巧，過程中會引發很多爭執。

所以我個人很感謝來到臺灣幫忙照顧失智症患者的外籍看護工，若沒有他們，一般家庭要照顧失智症老人是非常辛苦的。他們是很好的幫手，貢獻非常大。

要提醒各位讀者，家有失智症患者絕對不只是一個人生病的問題，而是整個家族的事情。在眾多的老人健康照護問題中，失智症是給照護者帶來嚴重困擾與重大負擔的疾病，也是家庭與社會不可忽視的潛在隱憂。

每一位患者影響到的是整個家庭，以現今全臺有二十萬失智症患者為例，如果一名失智症患者平均有五位家人，就等於有超過一百萬人的生活，已受到失智症這個疾病所影響。這真的是很值得關心的社會問題。

在人口快速老化的過程中，失智症相關的醫療照護、倫理等議題，也將越來越重要。每個人都會變老，任何人都有可能遇上失智症，所以，為了自己也為了親愛的長輩和家人，我們都要努力充實失智症的相關知識，並推動完善的醫學治療制度，以及健全的社會支援系統。

一切都要從了解開始，有了了解才能接納，並且預作準備。本書的目標，就是以淺顯易懂的方式，從老化的現象談起，帶領讀者了解失智症的成因、類型、病程，以及關於治療、照護、倫理、法律等重要議題。希望這本小書，可以減輕患者和家屬的疑惑，以更大的耐心和愛，相互陪伴，一起走過辛苦的旅程。

更重要的是，許多失智症是可以預防的。當我們提

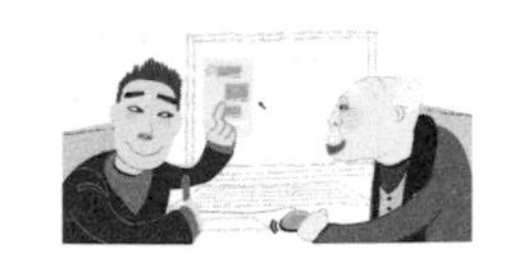

早為老年做準備，保持身心健康、讓生活充滿樂趣時，同時也降低了失智症的威脅。因此，在本書的最後一章，我特別強調「經營健康老年」的觀念，希望大家以正向樂觀的態度，建立屬於自己的老年哲學，讓銀髮歲月充實又豐富，閃現金黃色的成熟光彩。

【第一章】

邁入熟齡人生

生命有不同階段，
當進入人生暮年時，不妨以樂觀悅納的態度，
從容優雅的迎接銀髮冠冕。

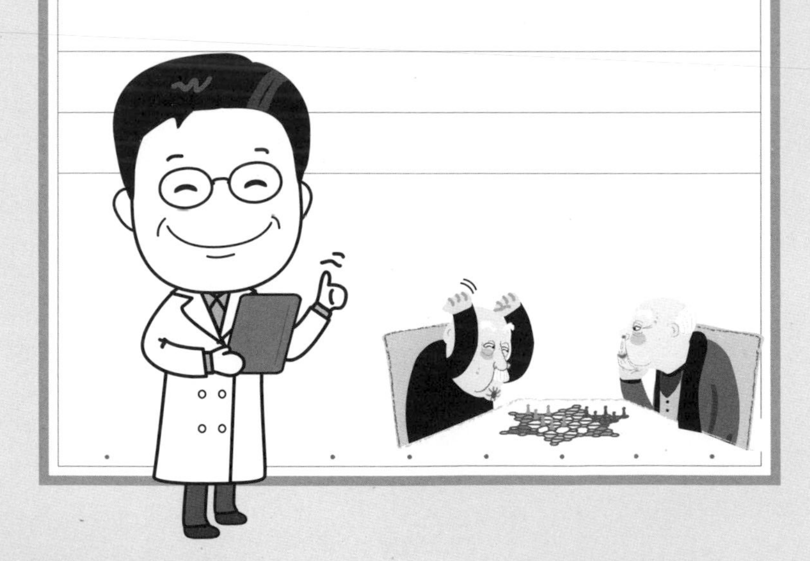

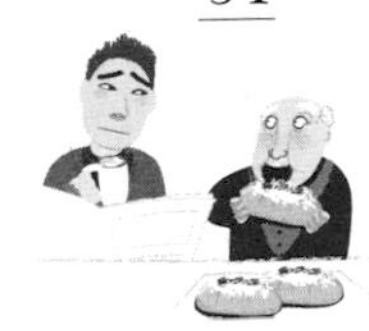

在這個世界上，大多數人都不喜歡變老。

只要一提起「老化」這兩個字，心情難免就陷入矛盾。我們總想抓住「年輕」的尾巴，拒絕承認「老」的事實，以為「年老」就等於「無用」或「疾病」，年輕則代表「希望」和「健康」。難怪，大家都在尋找青春之泉，從流行的醫美行業，到昂貴的化妝保養品，總是讓人們趨之若鶩。

然而，人生終有遲暮之日，此乃命定之事，除非你我有特異功能，否則誰也改變不了這個事實。與其一味逃避「老」字，傷感年華已逝，何不敞開心境，換一個思考角度，嘗試用豁達的態度，去品味歲月如何在我們身上展現它的足跡，欣賞老化過程中的豐富滋味。

年老雖然會帶來許多改變，例如步履緩慢了，視力和聽力有點退化了，身體難免有些病痛，但是，我們仍然可以老得健康、老得快樂。這就是所謂的「成功老化」（successful ageing）。或者，以較新的觀念來說，叫做「最適老化」（optimal ageing）。

打開熟年之門

時間的腳步是無法抗拒的。今天的我們，總是會比昨天更老一些些，而且隨著年紀漸長，不斷朝著熟齡的方向邁進。

每個人都會變老是無法改變的事實，有些人卻心生抗拒，開始變得不喜歡自己，整天唉聲嘆氣，也有人反其道而行，不願承認已老的事實，更加逞強固執。一旦產生這樣的心態且持續下去的話，可能會把自己限縮在負面情緒之中，內心充滿矛盾和抱怨。

這時，不妨想一想：一部機器運轉了六、七十年，螺絲疲勞是很正常的現象。人體也是一樣的，我們的器官會老化，也難免會出現大大小小的病痛，需要適度的退場休息與小心維護。這時候，最重要的是調整心態，以樂觀和接納的態度，迎接年老的到來。

老，是困境？是希望？

你期待自己的遲暮之年，是怎樣的景況？是宛若灶爐內將熄的餘灰呢？還是想要讓它閃耀如天邊的璀璨星斗呢？你是把「年老」當成艱難的困境，還是充滿希望的挑

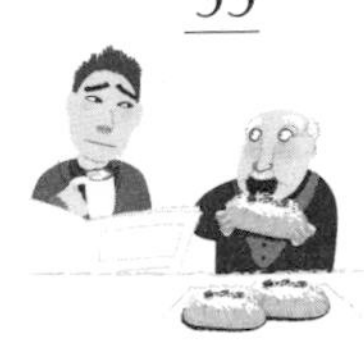

戰呢？

想要經營美好的老年生活，有哪些重要的關鍵？有一項長期追蹤的研究，有助於回答這個問題。

加拿大有一批學者（Roos, N.P等人） 在加國馬尼托巴省（Manitoba）進行一項長達十二年的追蹤研究。第一次調查是在1971年，研究對象是三千五百七十六位年齡介於六十五至八十四歲的老人。經過十二年後，1983年再追蹤調查一次，希望從一百個變項中，找出可以預測「成功老化」的關鍵因素。

此處的「成功老化」定義為：

一、在1983年仍然不依賴他人，能獨立進行基本日常生活活動（如吃飯、穿衣、上下床、走到戶外等）。

二、心智狀態尚可，對人時地清楚。

三、沒住到護理之家或接受居家照護。

請注意：這定義並沒有要求要聰明敏捷。

研究結果發現，在這群老人中，只有20%成功老化，其中有三個預測「成功老化」的重要因素：

一、在1971年時對健康狀態自評為良好及很好的人，日後成功老化的機會越高。

二、在這十二年間沒有得到癌症或糖尿病。

三、在這十二年間，配偶沒有住到安養中心或死亡。

這個研究告訴我們，想要成功度過老年期，至少要從中年就開始保持健康的生活方式，維持良好體能，不要被重大疾病侵襲，而且最好跟伴侶兩人一起努力，攜手到老，這樣將可大大提高「成功老化」的機率。

相反地，人在晚年，若沒有照顧好自己的生活，最明顯的表現就是生病，一旦生了病就很難維持健康安適的狀態。老人家的身體疾病，最常見的是心血管疾病、癌症等，另一個是精神方面的疾病，如失智症、憂鬱症、焦慮症等。

而身體疾病和精神疾病是息息相關的。身體生病了，很容易出現情緒問題；精神生病了，就不懂得照顧自己，便很容易拖垮身體。所以老年期的身心健康，身體和精神層面同樣重要。

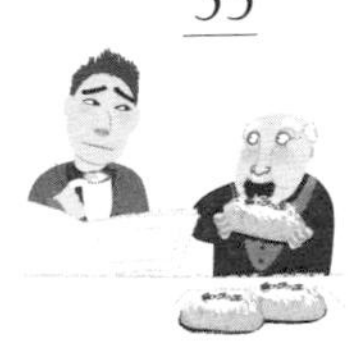

醫｜學｜小｜常｜識

臺灣人口老化速度的官方推計

根據國家發展委員會所做的「中華民國人口推計（103年至150年）」，臺灣的人口結構已經邁入高齡化社會，六十五歲以上老年人口增加的速度也越來越快：

一、民國82年，六十五歲以上人口占總人口比率即超過7%，成為高齡化（ageing）社會。

二、103年至114年將是我國高齡人口成長最快速期間，推估在107年將超過14%，成為高齡（aged）社會，於114年達到20%，成為超高齡（super-aged）社會。

三、推估到了150年，老年人口比例將達到42%。其中，有將近半數人口是八十歲以上。

國發會指出，平均餘命的延長，並不代表健康餘命延長，高齡者生理機能退化及慢性疾病增加實難避免，未來不健康和失能人口，以及所需健保醫療照護費用，預期亦將快速增加。因此，未來如何促進高齡者健康，並提升高齡者的生活技能，使其除了能最適老化（optimal ageing）之外，甚至達到有生產力之老化（productive ageing），營造友善高齡環境，應為政策推動重點。

從成功老化到最適老化

隨著高齡化社會的到來，大約三、四十年前，就已經有人在討論「年老」的議題，並提出「成功老化」的概念。

到底怎樣才算是成功老化？其實，早期的學者認為，能夠成功老化的人，通常有幾個條件：客觀測量顯示生理上沒有重大疾病及失能，能維持生活及行動獨立自主；認知功能維持正常；會主動參與社交活動。

但是要達成這樣的目標，對有些人是滿困難的，如果達不到這些標準，難道就是失敗的老化嗎？

「健康老化」（healthy ageing）的概念也一樣。年紀大了，有多少人能保證身體健康？精神健康？記性減退，難道就沒有值得欣喜的老年嗎？

因此，近代大家所倡議的是「最適老化」的概念。意思是說，每個老人的情況和條件都不一樣，不應該用單一的外在客觀評斷標準，而更應考慮主觀標準，比如雖然身體行動不便，但透過適當安排，仍有恰當的運動、學習及社交活動，身心覺得愉悅滿足。

每個人在老化的過程中，都可以依據自己的條件，隨

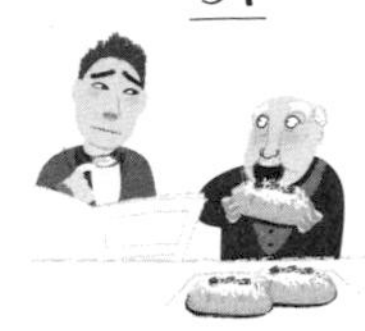

時調整，發展出最適合自己的策略。例如在身體健朗的時候，可以常去爬山、跑步，當體力漸漸下滑，或骨骼及膝蓋退化，不能再從事劇烈運動，可以改成散步、游泳、練太極拳等比較溫和的活動。當年歲更加增長，可以改為唱歌、下棋、氣功等靜態活動，讓自己保持心情愉快，不因為身體退化而失去心理舒適及社交樂趣。

「最適老化」強調的是，即使一個人的生理健康狀況不佳，仍然可以透過心理的調適，努力活出快樂的晚年。如果視力茫茫，可以聽廣播或有聲書，一樣可以吸收新知；不方便出門，可以學習上網，結交世界各地志同道合的朋友，克服孤單；即使無法行走，仍可以透過輪椅的輔助，讓自己保持行動的能力。

最重要的是，「最適老化」鼓勵年長者不斷修正目標，善用外界資源的協助，提高生活的滿意度，保持快樂的自信心，以彌補身體退化的缺憾。即使身體上有一些不方便，生活還是可以經營得充實而豐富，建構出最適合個人狀況的老化生活。

善用科技，充實熟齡生活

過去我們總認為3C科技和數位產品是年輕人的專

利，跟銀髮族沒有關係。但是隨著高齡化時代的來臨，老年人口是一個不可忽視的龐大潛在市場，許多科技產品正在努力改變設計，以迎合老年人的需要。

根據許多研究顯示，銀髮族並非不喜歡科技產品，只是這些產品通常有幾個問題，令銀髮族卻步：第一是設計太複雜，銀髮族不容易理解；第二，因為銀髮族的某些感官和認知功能比較退化，例如視力變差、手會抖動、記憶力不佳，不容易操作這些科技產品；第三，過去沒有使用資訊產品的經驗，讓他們得花許多時間去學習和熟練。所以，如果針對老年人的特性，推出簡單實用的科技產品，絕對可以大幅增進銀髮族的生活品質。

在母親七十歲那一年，我必須去瑞典進行為期一年的研究計畫，為了讓獨自生活的母親不覺得孤單，我決定教她如何使用skype。我將所有設備先裝置好，告訴她如何開電腦、按哪幾個鍵就可以打開skype，彼此約定每周視訊通話一次。藉由這樣的方式，母親每周都可以看到我，維持家人之間的互動，一點都不覺得子女離家很遠。現在有了Line、臉書的Messenger，更是用手機就可以免費通話。

想告訴各位的是，要懂得運用科技來協助達成「最適老化」的概念。儘管科技產品對老人家來說，可能在使用

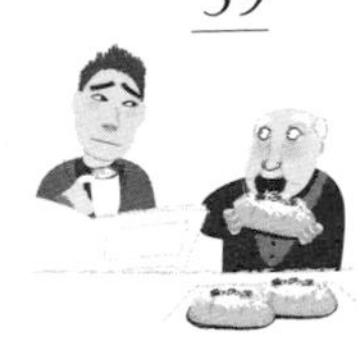

上困難了些，可是他們不需要學習太複雜的東西，只需要學會如何開機、上網、點選、用視訊，保持與外界聯繫的管道即可。一旦成功克服學習的障礙，熟齡生活將會添增許多樂趣。

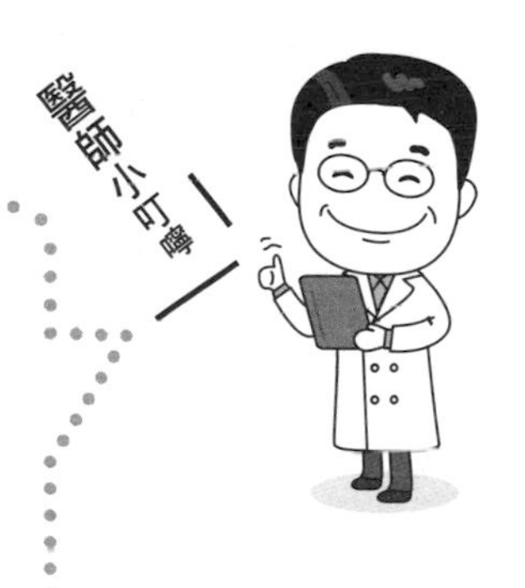

可鼓勵長輩們學習上網，網路上有很多資訊，找到自己有興趣的主題，主動去蒐集和參與，甚至可以認識不同年齡、不同世界的朋友，讓老年生活多采多姿。

健｜康｜老｜化｜小｜常｜識

日本觀察：銀髮族「LINE」教室

現在日本電信商要推動智慧型手機，瞄準的主力消費者並不是年輕人，而是銀髮族。而要對這些上了年紀的老人家推銷智慧型手機，最好的方式就是開設教室教他們使用。例如DOCOMO在日本各地的店鋪，特地以銀髮族為對象，開設「輕鬆手機」教室，2012年就有七十五萬人以上參加；KDDI和軟體銀行也針對銀髮族開設智慧型手機操作方式的講座。

這些講座與教學，從外出查地圖、電車換車方式查詢等生活上的需要開始，也教他們使用免費通話、傳訊息的「LINE」。許多老人家第一次使用這種社群軟體，覺得自己可以和年輕人一樣，用「LINE」和家人、孫子或是遠方親戚、朋友聊天，感覺很好，而且貼圖的表情也很清楚表達情緒。即使一開始用不習慣，但是透過教學，很快就能了解智慧型手機的便利。

從用途出發，提供教學，應該是突破年長者對於科技產品心防的最好方法吧！

（資料來源：奇摩新聞網2013年9月25日）

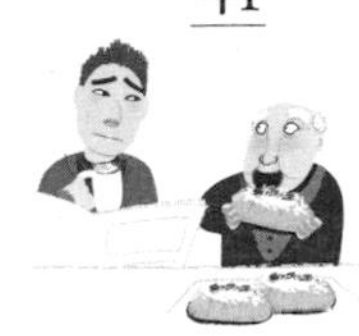

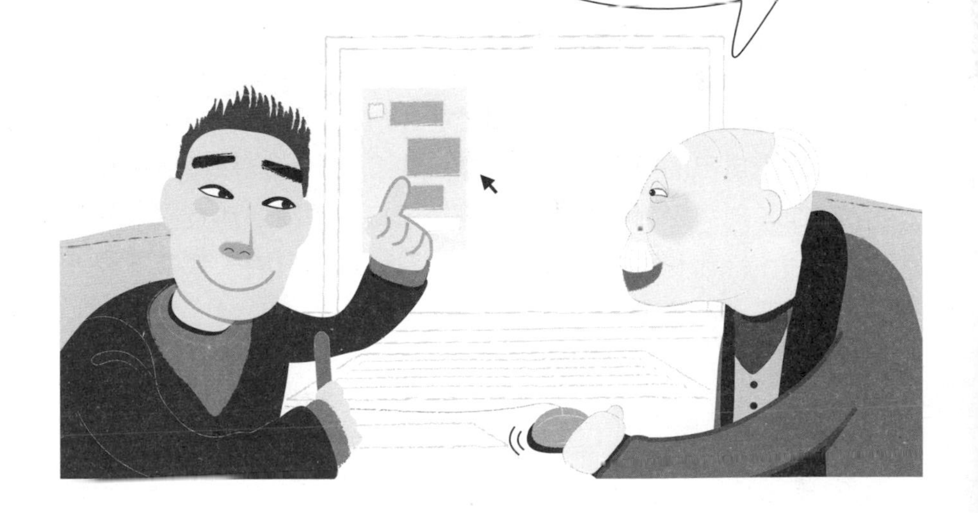
電腦一點都不難，你看，用滑鼠點兩下就可以上網了，還可以用手寫板寫字喔！
呵呵，雖然我反應慢了點，但也還能享受科技的便利哩！

老年的心靈哲學

活出希望光彩

我曾經在報章雜誌讀到「不老騎士」的故事。這群平均八十一歲的長者們，勇敢克服老化所帶來的諸多健康問題，心懷少年時期的夢想，騎上摩托車，展開為期十三天的環島圓夢之旅。

這個活動非常棒，也是一個很動人的故事！他們做到了一般人所認為的「成功老化」的理想狀況，相信每個人都可以活到老學到老，努力實現夢想，擁抱希望。

雖然如此，從另一個角度來看，我認為真正的「成功老化」倒不一定要一直忙著從事各種活動。銀髮族勇於挑戰自己的體能，當然有其正面意義，可以保持活躍和熱血，但這絕對不是唯一的選擇。每個銀髮族都有自己的個性、條件和限制，有的人喜歡趴趴走，有的人喜歡安靜，每個人迎接老化的方式都很值得尊重。

尤其有些過於活躍的老人，內心可能是不甘寂寞的，所以要一直活動、做事情，靜不下來。如果，向外的活動不是因為快樂，而是想逃避對於老化的焦慮，反而不見得是健康的好狀態。

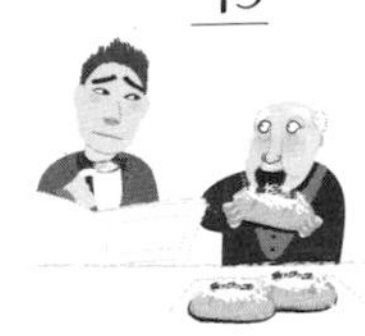

老年人最艱難的挑戰之一，就是漸漸要面對人生最後的階段：衰老、病痛，以及死亡。看到同輩的親友陸續凋零，在心靈上難免有很多感傷和聯想。如果可以逐漸培養出豁達的態度，就是一種成熟的老年智慧。

我記得有一位不老騎士很遺憾以前年輕時，沒有機會多陪陪太太，所以一路帶著太太的遺照去環島。他流著淚訴說心中的惋惜，很讓人感動。他用行動來懷念妻子，更值得讚賞。相反地，臨床上有一群老人，一直走不出喪偶之慟，餘年鬱鬱寡歡或抑鬱以終，令人唏噓。

老年人的心靈哲學，追求的不只是努力維持健康而已，同時，也包含著接納生老病死的態度，知道生命終有盡頭，在這前題之下，還是要努力活出豐富的光彩，而不是枯坐著等待死亡到來。正因為生命短暫，所以更要好好珍惜每一天，在世界上留下美好的身影。

在我心裡，有兩個很好的典範，就是天主教樞機主教單國璽與聖嚴法師。單國璽樞機主教罹患癌症之後，知道餘日無多，毅然決定發揮自己最後的「剩餘價值」，馬不停蹄穿梭在全臺各地的監獄、學校、機關，做了兩百多場的「生命告別演講」，向外傳遞愛與寬恕的種籽。他以面對病痛及死亡的經驗，鼓勵大家珍惜生命，感動並影響了許多人。他把生命價值發揮得淋漓盡致，有條不紊的交代後事，泰然面對死亡，接受生命的自然凋落。臨終之際，更不忘在胸前畫了三次聖號，替世人祈福，展現了超越生死的終極意義和精神。

聖嚴法師生前著述弘法不間斷，即使晚年病體羸弱，仍然馬不停蹄，僅是晚年在youtube上的影音談話，就超過兩萬個。年老之時腎衰竭，不願接受換腎，要把機會留給他人，並事先妥善安排各項事務，包括宗門教派之繼承人選、運作方式等。對身後事交待要辦成「莊嚴佛事」而非「喪事」，「不發訃聞、不築墓、不建塔、不立碑、不豎像、勿撿堅固子」，不編紀念文集，靈堂只預備一幅「寂滅為樂」的輓額，選擇植葬，並留下法語：「無事忙中老，空裡有哭笑，本來沒有我，生死皆可拋。」兩位宗教大師面對老病死的風範，充滿教育意義，令人敬仰。

接受「離開」這件事

王國維在《人間詞話》中說，古今成就大事業、大學問的人，都要經過三種境界。我覺得這三種境界，也很適合用來描述老年心靈哲學的不同階段：

「昨夜西風凋碧樹。獨上高樓，望盡天涯路。」這是

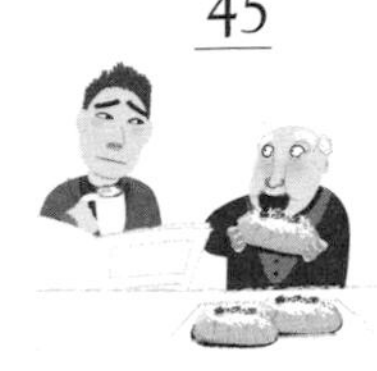

第一境。生命來到老年，宛若西風吹拂落葉，回首前塵，從年輕到衰老，一條不斷往前奔跑的路途，歷歷如在眼前。

「衣帶漸寬終不悔，為伊消得人憔悴。」第是二境。細數自己的一生，執著地追逐夢想，有苦有樂，有美好的回憶，也有惆悵和缺憾。一生努力，到老憔悴衰弱，但求無悔。

「眾裡尋他千百度，驀然回首，那人卻在燈火闌珊處。」這是第三境。即將走到生命盡頭，回首一生的向外追求，跨越千山萬水的追逐，就在這向內反省回顧的當下，發現貫串一生的意義。透徹生命本質之後，每個當下都蘊藏著無限的美好，安心放下一切罣礙。

這些生命的體會，很難言傳，只有佇立在夕陽黃昏處，看著燈火闌珊，才會點滴浮上心頭。人到老年，難免會有一種孤獨的心境，畢竟人生旅程走到最後，終究都要獨自離開世間，沒有人可以取代。因此當我們到了老年期，是否能夠安心終老，接納這份孤獨的況味，讓內心保持豁達，淡定地面對老與死，我認為這是老年人很重要的主題。

很多人不敢跟老人家討論生死話題，有些老人本身也很避諱談到死亡和身後事，我覺得這是很可惜的。「離開」這件事情並不容易，所以需要預作準備，也需要不斷練習。如果可以坦然地談論，對於衰老和死亡的恐懼就可以降低。

每個人都有離開的一天，希望當那一刻來臨時，你我可以優雅從容地帶著無限祝福，微笑著跟世界說再見。

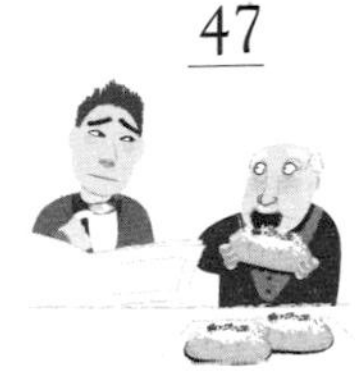

正常老化與失智的不同

在進入本書的主題「失智症」之前，我們先來澄清一下，正常老化跟失智症之間的不同。

當年紀增長，記性變差、認知變遲鈍，是老化的正常現象。很多老人發現自己常常忘東忘西，馬上會擔心自己是不是「可能失智了」？其實，正常老化與失智兩者的生理現象不同，是不能混為一談的。

人類的記憶系統，牽涉到編碼分類、儲存、檢索這三個步驟。當它們都執行順利，我們才能說這個人的記性好。

而所謂的「記憶力不好」，可以分兩類。第一種是儲存功能出問題，好像倉庫壞掉了，無法把記憶存放進去。

人腦要儲存記憶，與海馬區的功能有密切相關，如果海馬區受損了，新的記憶存不進去，剛剛看到的東西、聽到的訊息，因為無法儲存，馬上忘光光，再怎樣重複提醒，還是想不起來。阿茲海默症的記憶退化就屬於這一類。

另一種記憶力不好，是大腦儲存沒問題，可以把東西記進去，但不容易拿出來，他很努力在記憶倉庫裡找東西，卻一時之間找不到，要花一些時間，或經過提示之後，才會想起來。正常老化通常屬於這種情形。

例如看到一個人，明明知道自己認識對方，卻叫不出名字，靜一下之後才終於想起來，表示這些資訊都存放在大腦裡面，它的編碼、儲存沒有問題，只是檢索比較有障礙，所以他去倉庫找東西，還是可以找得到，只是速度比較慢而已。老年人通常都有這種困擾。

另外一個重要的差異，就在於「記憶力退化」是否會影響到日常生活的運作。

一般來講，正常老化的健忘，不會影響日常生活運作。舉例來說，前天下午跟誰出去吃飯？昨天早上跟誰碰面？如何到銀行領錢？這些記憶及解決問題的能力，正常老人有時候一時之間會有困難，但經過提醒，就可以想起，並不會嚴重到影響日常生活的運作。

失智症的「忘記」，情況就會麻煩許多。在失智症早期，即使經過提醒，也不容易回想起來，是真正的忘記了，且會開始影響日常生活功能。漸漸地，情況持續惡化，會忘記兩、三個小時前發生的事情，記不住剛介紹的人的姓名，判斷能力差到不會在銀行領錢，失去時間感，也失去公共場所的定向能力，在不熟悉的地方會迷路，這些情形很明顯影響到日常生活的順利進行。

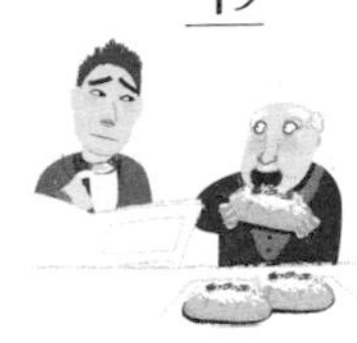

正常老化的症狀較單純，失智症則較複雜。健忘不是失智症的唯一症狀，還常伴有憂鬱、焦慮等症狀，甚至有妄想出現（如懷疑東西被偷）。

總之，日常中偶而出現健忘、混淆、忘記人名或字詞是生活常態，但如果是認知出現問題，以至於明確影響日常生活功能（如工作、準備食物烹飪或到銀行處理財務的能力）時，這些都可能是失智症的症狀。老人家經常健忘是正常的現象，不需要太擔心。但是如果情況影響到正常的生活，就要保持警覺，及早就醫，以確認是否有失智症的前兆出現。

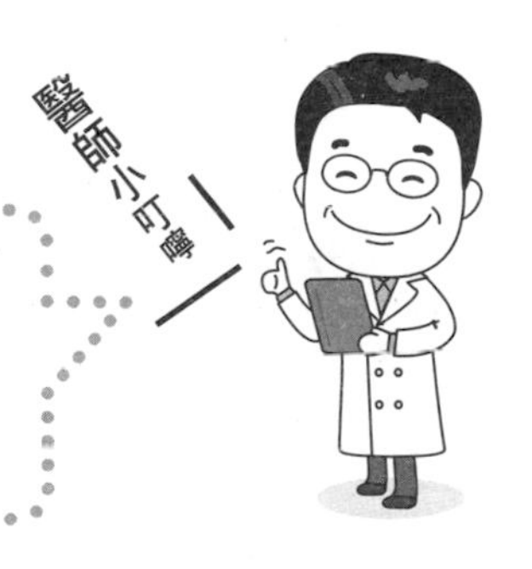

健忘並不等於失智症。尤其對老年人來說，偶而健忘是正常的現象，請不要過度擔心！

【第二章】

失智症的診斷與現況

失智是腦部的病理性異常，
年紀越大，風險越高。
但依然是可以預防的！

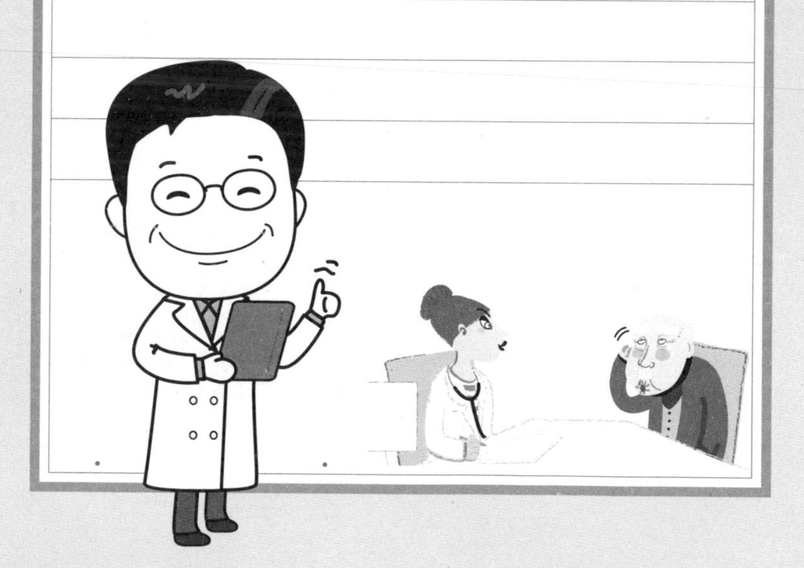

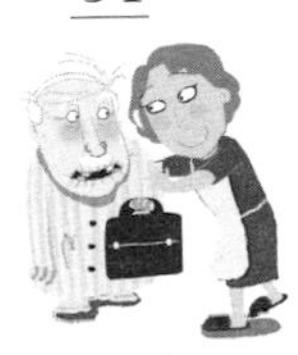

若有機會對家中長輩進行一次問卷小調查，詢問在所有因老化引起的慢性疾病之中，老人家通常最擔心罹患哪一種疾病？「失智症」這個答案，往往名列前茅。

「失智」二字所傳達出的訊息往往是負面的，代表著「我不再記得自己了」、「連吃喝拉撒睡都不會了」、「我不再是自己了」，好像「我不再是完整的人」，彷彿「我這個人正在消失之中」，失去了「人之所以為人」的尊嚴。

近十幾年來，臺灣民間機構對於「關懷失智症」的倡導不遺餘力，老人健檢項目中，也加入老年失智症的初步篩檢，民眾普遍對於失智症已建立一些基本的認識，不過坊間相關的書籍琳瑯滿目，仍反映出民眾對於失智症聞之色變的擔憂。

診斷手冊第五版的變革

失智症其實存在已久，直到十九世紀末、二十世紀初才被認為是精神方面的疾病，隨著大腦科學的發展，慢慢被確定是與老化及腦部病變有關的認知缺損。

在2013年以前的《精神疾病診斷及統計手冊》（*Diagnostic Statistical Manual, DSM*）裡，定義的失智症是以記憶減退為核心症狀，認為失智症一定包含記憶減退。經過許多研究後，此手冊第五版DSM-5不再以「記憶力不好（amnesia）」作為失智的核心症狀，而是根據六大認知領域（整體注意力、執行功能、學習與記憶、表達性語言、感覺動作整合、社交認知）的受損程度來判斷。只要這六大認知能力當中，有一項出問題，就可以被診斷為失智症。也就是說，失智症的這個「智」，並非只是記憶力的問題。例如額顳型失智症所損害到的腦部區域，與情緒控制及社交認知有關，患者容易出現狼吞虎嚥、衣著改變、談吐改變等行為。這種情況也屬於失智症，但他的失智不是在於喪失記憶，而是情緒控制及社交認知出問題。

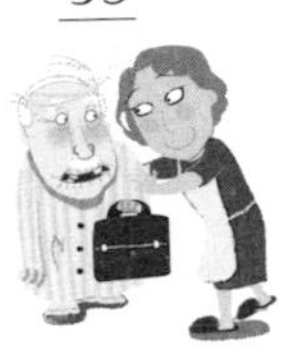

DSM-IV與DSM-5對失智症的診斷

在此提供新舊兩個版本的診斷標準，供讀者們參考。

DSM-IV-TR 失智症的診斷標準，如下所述：

A. 發展出多重認知缺損，同時表現以下兩項：

1. 記憶缺損（學習新訊息或記起過去已學會資訊能力受損）
2. 存在下列認知障礙之一種（或一種以上）

（1）失語症（aphasia）。

（2）失用症（apraxia），即運動功能良好，仍有執行運動活動之能力缺損。

（3）失認症（agnosia），即感官功能良好，仍有認識或分辨物體之能力缺損。

（4）執行功能障礙，即計畫、組織、排序、抽象思考之障礙。

B. 準則A1 及A2 的認知障礙造成社會或職業功能的顯著損害，並彰顯了由原先功能水準的顯著下降。

C. 此缺損不只是發生在譫妄的病程之中。

關於A準則的認知障礙，更多說明如下：

（1）**記憶缺損**（也就是失憶〔Amnesia〕）

這是失智症最典型的症狀。早期失智症造成的失憶，有一個特徵：多年前的事還記得，但最近的事記不得。

有一位老伯伯年輕時跟著軍隊渡海來臺，他在中國曾經結婚生子，到臺灣又娶了老婆、生了三個孩子。老年發病後，他堅持臺灣這三個小孩不是他生的，他要回大陸去找妻小，好像他根本不曾生活在臺灣這塊土地過。這就是典型的失憶症。

（2）失語（aphasia）

喪失正常言語溝通的能力。無法了解人家正在說什麼，或是無法表達自己的想法，例如明明很想要吃肉，卻說不出吃「肉」這個詞，只能說出「我要吃那個」。最嚴重的情況是完全不會說話，語言能力整個喪失。

（3）失用（apraxia）

簡易來說，就是本來知道某些物品的功能，以及如何使用這個物品，失智之後卻不知道怎麼去使用，彷彿對這個東西的操作軟體故障了。例如失智者看到牙膏和牙刷，會忘記要如何使用；或是站在銀行提款機前面一臉茫然，不知如何操作提款流程；或是看到一把剪刀，卻不知道它的用途。

（4）失認（agnosia）

看到熟人卻認不出來，不知道對方是誰。好一點的還

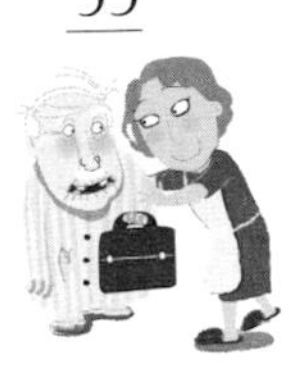

知道這個人是親人，是住在一起的人，但不知道他是自己的小孩。

或是無法辨識某些東西，例如帽子、鋼筆、鍋子、色彩等。也可能無法辨認空間位置，例如出門後就無法自己回家。

（5）執行功能異常（impaired executive function）

當你準備去量販店採買，順路再去辦其他事的時候，通常會預先規畫一下路線，想一下優先順序之後，才開始行動。到了量販店，如果你的路程延誤了，為了趕時間，你的腦海就會開始思考應變，決定先去買哪幾樣東西、要如何節省排隊時間等等，這些內容就是抽象思考、規畫執行的能力。

失智者的這種規畫安排的能力，與過去相較明顯下降。若問失智者：「在海邊看到一個小孩子在沙灘上玩，小孩玩著玩著離海邊越來越近，快要掉到海裡，你會怎麼辦？」他可能回答不出來。

又譬如跟朋友聚會，約好晚上八點吃飯，你卻忘記了，晚上七點五十五分才突然想起來，而趕到餐廳至少需要一小時，請問你會怎麼辦？正常人碰到這種情況，會立刻應變，例如趕快打電話跟朋友道歉，再決定要不要趕過去等等。失智者卻不知道該怎麼辦，只會焦急不安。

新版DSM-5失智症的診斷標準與DSM-Ⅳ略有不同，如下所述：

A. 一項或多項認知範疇，包括複雜注意力、執行功能、學習和記憶、語言、知覺、動作或社交認知的認知力表現顯著降低，證據根據：
   1. 瞭解病情的資訊提供者或是臨床專業人員知道個案有認知功能顯著降低。
   2. 標準化神經認知測驗或其他量化的臨床評估顯示認知功能顯著減損。

B. 認知缺損干擾日常活動獨立進行（指複雜工具性日常生活活動需要協助，例如付帳單或是吃藥）。

C. 認知缺損非只出現於譫妄情境。

D. 認知缺損無法以另一精神疾病作更好的解釋（例如重鬱症、思覺失調症）。

六大認知範疇

下列表格提供了六大認知範疇的常見症狀，或日常活動減損的例子，可供讀者進行簡易的判別。我要提醒大

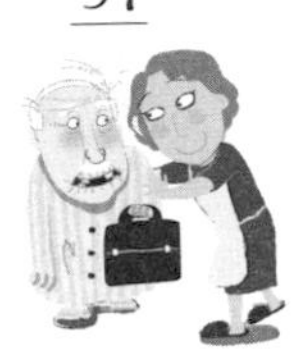

家的是，失智症的診斷標準，是要與自己以前的狀況作比較，是否有明顯的退化症狀，而不是跟別人比較。

如果發現自己或家中長輩與下列某些描述雷同，請先不要太緊張。這只是一份簡單的參考依據，最好趕快到醫院尋求專業診斷，才可以確定情況。

〔圖一〕失智症者六大認知的常見症狀

六大認知範疇	受損的症狀、可供觀察的例子
整體注意力	**顯著減損** 注意力是記憶力的基礎。患者無法同時處理很多事情，無法在同一時間內接受過多資訊，也不容易集中注意力。例如一面看電視一面跟人説話，一般人可以應付，但患者會有很明顯的困難。 **輕度減損** 普通工作的處理要花費比以前更久的時間。常態工作開始出現錯誤；需要比以前更多的重覆檢查。思考容易受到干擾，必須沒有其他干擾時，才能集中注意力。

執行功能	**顯著減損** 放棄複雜的計畫。必須一次專注於一項工作。需要倚賴他人完成計畫、協助日常活動或做決定。 **輕度減損** 完成多階段工作需要耗費更多的力氣。同時從事多項工作、或工作被中斷後要重新開始，會感到困難。因為組織、計畫和決策變得更加費力，而抱怨疲勞。參與社交活動會感到負擔，因為要跟上大家談話的主題必須花更多的力氣，使得樂趣降低。
學習和記憶	**顯著減損** 經常在談話中不斷重複說過的話。在購物或計畫一天行程時，無法掌握簡短清單。時常需要提醒才想起手邊的工作。 **輕度減損** 回想最近的事情有困難，更加依賴列出表單或行事曆。需偶爾提醒或再看一次以掌握電影或小說中的角色。偶爾會在幾周內對同一個人重複說話內容。不記得是否付過帳單。 注意：短期記憶較容易流失，長期記憶通常比較容易被完整保存。

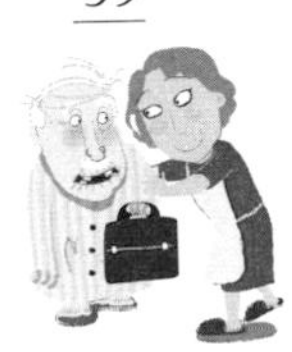

表達性語言	**顯著減損** 在語言的表達和接收上有顯著困難。常無法說出具體的名稱，而以「那件事」、「那個東西」和「你知道我的意思」來取代。有嚴重減損時，可能無法想起密友和家人名字。出現奇特的文字用法、文法錯誤、自創語言，或發聲省略。要表達內心想法時，有明顯困難。 **輕度減損** 有顯而易見的字彙尋找困難。開始叫不出一些事物的名稱，或想不起熟識者的名字。說話的句子不完整或文法錯誤。

知覺動作	**顯著減損** 先前熟悉的活動（如使用工具、開車等）開始出現困難，在熟悉的環境中卻失去方向感；在黃昏時，常變得情緒混亂，因為光線變暗和陰影出現，改變了他們的知覺。 **輕度減損** 開始需要地圖或他人協助來指示方向。必須依賴筆記本或跟隨他人，才能到達新地點。當注意力不集中時，很容易迷路或突然轉向。停車技術退化。牽涉到空間和結構性的工作，像是木工、裝配、縫紉、編織等，需要花費更大的力氣。

社會認知	**顯著減損** 行為顯然脫離社會接受的範圍；對於合宜穿著，或關於政治、宗教、性等談話主題的社會標準失去敏感度，即使別人不感興趣或直接告知，仍過度專注某議題。行為意圖不考慮家人或朋友。不考慮安全性而做出決定（例如對於天氣或社交場合，有不適當的穿著與言談）。基本上，幾乎對這些變化沒有病識感。 **輕度減損** 在行為或態度上有些微改變，經常被描述為人格改變，像是辨識社交線索或讀出面部表情的能力減弱、同理心降低、更加外向或內向，抑制力減弱，或輕微或偶發性的冷漠或是坐立不安。

（資料來源：修改自《精神疾病診斷及統計手冊》第五版）

輕型認知障礙症

在DSM-5中還建立一個新診斷，稱為「輕型認知障礙症」（Mild neurocognitive disorder），泛指尚未達到失智症標準的早期認知障礙階段。近年的研究發現，輕型認知障礙症的患者，每年約有10%至15%的人會變成失智症。DSM-5將「輕型認知障礙症」明確訂出診斷標準，是為了

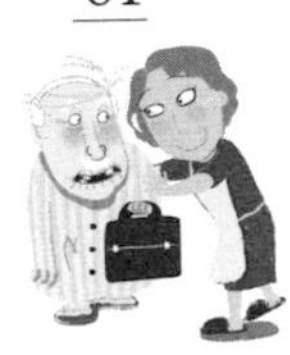

早期發現可能未來會演變成失智症的個案，加以早期治療，這個改變對失智症未來的臨床服務、防治政策將帶來重要的影響。

所以目前醫界已經越來越了解，如果想要避免失智症，就要避免輕型認知障礙症的發生。因此我們除了應該避免不同的危險因子（如糖尿病、高血壓、腦傷等）之外，還要同時盡量加入各種保護因子（如運動、益智活動、學習等）。如此雙管齊下，就會有比較高的機會達到成功的老化，而不是失敗的老化。不過我也要強調，不是每一個有輕型認知障礙症的人，最後都會演變成失智症，所以大家無需過度焦慮。

失智是腦部病理異常

人體器官每分每秒不停地在運轉，老化的步伐隨著年歲增長也持續在進行中。我們步入中老年以後，特別容易感受到體力大不如前，容易精神不濟，腦部反應也跟著變差。相較之下我們比較容易看見身體的老化，如頭髮變白、皮膚皺紋等，但事實上，腦內各部位的老化現象也默默在同步發生。

我們的大腦有很多區域，每個區域各有其主要功能，專司其職，彼此各自獨立又互相聯繫。腦部大約有一千億個神經細胞，建構出複雜又快速的訊息網絡，讓腦內各區域可以彼此連結，順利運轉。

每個神經細胞會從身體內外部接收到各種訊息，訊息先轉換成電訊號，去刺激神經細胞前方的突觸，突觸再將電訊號轉換成神經傳導物質，這是一種化學物質，會去刺激其他神經細胞接收訊息，接收到訊息的神經細胞又會把化學物質再轉換回電訊號，再去刺激其他神經細胞。

我們每天所思所想、每一個身體動作之所以能夠運轉起來，就是靠腦部的神經細胞分分秒秒不停地傳遞和接收訊息。好比你正在閱讀這本書，必須依靠視覺中樞的視神

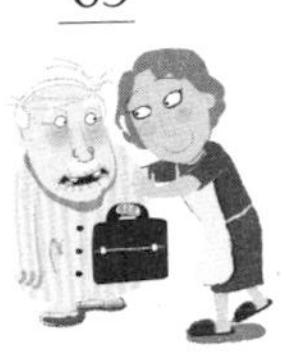

經細胞，傳遞影像到腦部。如果視神經細胞損壞了，即使眼睛本身是正常的，你還是看不見。

同樣的，腦內有很多不同的區域負責記憶、抽象思考、計畫執行、空間辨識等，也都是要依靠神經細胞的順利運作。到了老年，記憶力不如從前，容易健忘，是因為神經細胞的數量隨著身體老化而逐漸減少，當神經細胞的數量減少，神經傳導物質也會跟著減少，訊息處理的能力自然跟著降低，這是腦部正常老化的現象。

失智症的情況則不太一樣，除了年紀帶來的老化之外，還有病理性的因素（比如有毒物質的破壞、血管阻塞、缺氧等）——當腦部神經元出現病變，處理訊息的能力就會出現障礙，造成各種認知功能衰退或甚至喪失。例如最常見的失智症是阿茲海默症，主要病因是有毒蛋白堆積（Beta類澱粉蛋白和Tau蛋白）造成神經元壞死，導致大腦皮質萎縮，特別是顳葉內側的海馬迴，有明顯萎縮的現象。而第二常見的失智症，血管性失智症，主要是腦血管阻塞或破裂後，造成神經壞死，才導致失智。

較少見的失智症，如額顳葉型失智症（Frontotemporal lobar degeneration）、路易體失智症（Dementia with Lewy Bodies）、帕金森症引起的失智症等，各有不同病因，但最後結果都是造成腦神經元壞死及大腦萎縮，因此最後也會導致失智症。像有些額顳葉型失智症就與tau蛋白、ubiquitin蛋白有關；路易體失智症和帕金森症引起的失智症就與α-共核蛋白（alpha-synuclein）有關。這些屬於專業領域，就不在此贅述。腦部外傷及腦部感染（如梅毒、愛滋病）也會造成失智的後遺症，理由都是腦神經因傷害而壞死。因此臨床上對於失智的狀況，需要經過一系列檢查，才能確定其病因，而對症下藥，給予適當的治療。

失智症導致大腦萎縮或功能減退，雖然不會造成立即性的生命危險，但令人無可奈何的是，往往患者的身體還很健康，智能卻退化到有如小孩子，讓家人無限感傷。

失智者的世界宛如一個陌生國度，讓人摸不透、猜不著，患者的靈魂明明還存在著，卻忘了自己是誰，無法照顧自己。隨著心智的退化，身體也一天比一天凋零，最後慢慢退化到需要依賴全天候照護的地步。

失智症是條漫長孤獨的旅程，通常是無法根治，也不會馬上造成死亡。患者往往不是死於失智症，而是因為感染肺炎、敗血症等併發症而辭世。根據臨床統計，失智者自罹病後，一般的存活時間約有六到十年，若照顧得宜、健康狀況良好的話，也有患者在罹病之後活了二十年。

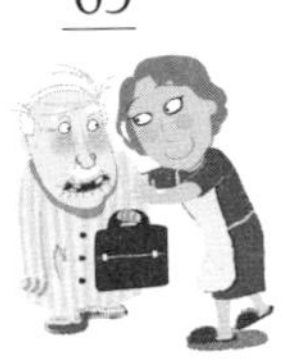

全球失智症人口拉警報

失智症是跟老化息息相關的疾病。雖然有極少數的年輕人罹患失智症的臨床案例，不過，失智症主要還是發生在六十五歲以上的族群，年齡越大，罹病機率也越高。

平均每七秒鐘新增一名患者

全球罹患失智症的人口，到底有多嚴重呢？

國際失智症協會推估，全球目前約有三千萬人罹患失智症，而且每年至少增加四百六十萬人，相當於每七秒鐘，就會新增一名失智症患者。值得注意的是，隨著壽命的延長，失智症人口正快速攀升。預估2020年，全球將有四千二百三十萬失智症患者，2040年將有八千一百一十萬名患者，到了2050年，失智症患者將破億人。

上述統計數字是由十二位專家依全球失智症盛行率調查，所估算出來的。區域包括美洲、歐洲、北非和中東、南亞及西太平洋地區，疾病類型則涵括各類失智症。結果發現，全球失智症最高盛行率在中國及西太平洋國家，其次為西歐、北美。

世界各國失智症的盛行率雖各有差異，但共通點是：

1. 年齡越高的老年人，罹患失智症的百分比越高。
2. 在六十五歲到七十五歲之間，男女患者的比例差不多。但是若超過七十五歲以上，女性罹患失智症的比例就高於男性。

全世界的調查都顯示，失智症多半發生在六十五歲以上，每一百個六十五歲老人中就有四至五個人罹病；而且每增加五歲，盛行率就增加一倍，八十五歲以上約20～25%，也就是說，每四至五個八十五歲以上老人，就會有一位罹患失智症。

至於老人失智症盛行率，為什麼女性高於男性，沒有一位醫學專家能夠百分之百確定原因到底在哪裡。唯一確定的是，女性的平均壽命比男性長，罹患失智症的機率自然也大幅增加。其他可能的因素是基因與女性賀爾蒙。與阿茲海默症有關的基因研究發現，同樣的基因，在女性身上的表現就比較明顯，而男性的表現不明顯。有些研究認為，在尚未停經之前把子宮拿掉，可能會增加阿茲海默症的風險。若女性在五、六十歲時開始服用女性賀爾蒙，則可能降低失智症的風險。但這些研究都還沒得到明確的結論。

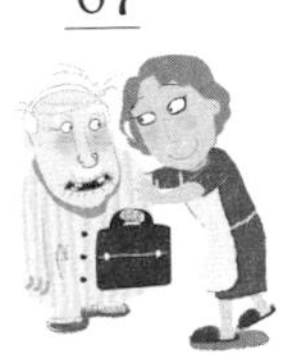

醫｜學｜小｜常｜識

年歲越大，失智症罹病率越高

隨著世界各國老年人口的逐漸增加，失智症出現的比例也越高。

根據國際阿茲海默症協會（Alzheimer's Disease International，簡稱ADI）的資料，六十五歲以下的患者很少，約一千人有一人罹患失智症（0.1%）。超過六十五歲以上的老人，約二十人中有一人罹患失智症（5%），八十歲以上則五人有一人罹患失智症（20%）。

臺灣每年新增五、六千人

臺灣老年人口已占總人口數的10.7%，人口老化速度居全球之最。既然人口結構趨向高齡化，可以預見未來老人失智症的人口數會有增高的趨勢。

根據臺灣失智症協會在2004年、2012年所公布的調查結果，可以看到近年來臺灣失智症人口比率在各個年齡層的盛行率變化趨勢（圖二）。

調查顯示，隨著年紀越大，失智症的盛行率越高。而且由於現代人越來越重視失智症的問題，以前輕微的失智現象常被忽略，現在則被注意到，使得失智比例大幅增高。2004年的時候，六十五歲以上盛行率有4%，到了2012年，也就是不過八年內，失智症比例就提升了兩倍，變成了8%。除了偵測的敏感度提升外，部分研究方法的不同也有關連。依此推估，臺灣約有十八萬人罹患失智症，每年新增患者人數約五、六千人。

〔圖二〕近年臺灣失智症人口與年齡層變化趨勢

年齡	2004年	2012年
＜65	0.1%	
65～69	1.2%	3.7%
70～74	2.2%	4.9%
75～79	4.3%	10.3%
80～84	8.4%	15.4%
85～89	16.3%	27.1%
＞90歲	30.9%	41.5%
統計六十五歲以上盛行率	4%	8%

（資料提供：臺灣失智症協會）

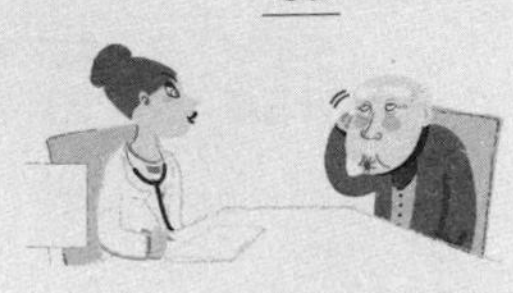

【第三章】

失智症候群

失智症是好幾個疾病所組成的症候群，
各種疾病各有其特點，需要鑑別診斷。

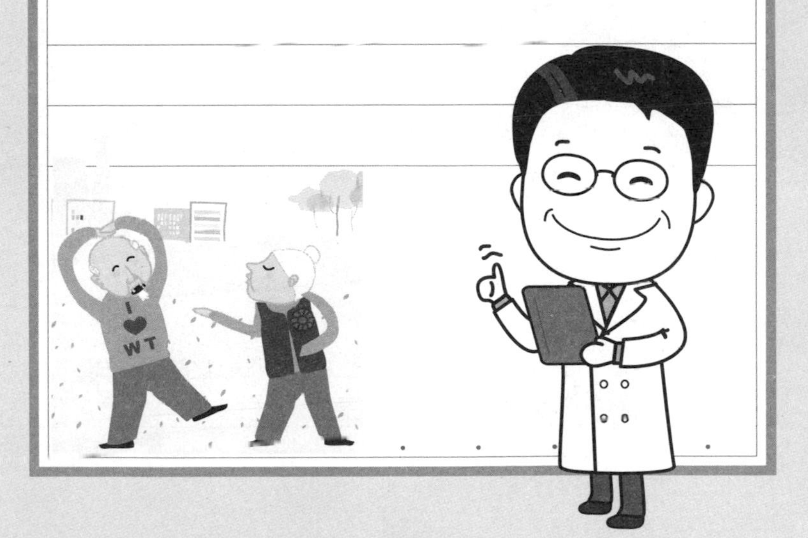

在所有失智症之中，以阿茲海默症最多，約占所有失智症患者的50%至60%，其次是血管性失智症，大約占10%至20%。臨床上很多患者會存在兩種或兩種以上的病因，最常見的是阿茲海默症與血管性失智症並存。常見的失智症病因請見圖三。

〔圖三〕失智症病因一覽表

常見的失智症病因
阿茲海默症（約占50～60%） 血管性失智症（約占10～20%）
其他
額顳葉失智症 路易體失智症 帕金森症的失智症 亨汀頓症的失智症 創傷性腦傷引起的失智症 酒精或成癮物質引起的失智症 人類免疫缺乏病毒疾病的失智症 庫賈氏症的失智症 其他疾病引起的失智症，如神經性梅毒、缺維生素B12或葉酸、甲狀腺功能過低、水腦症等

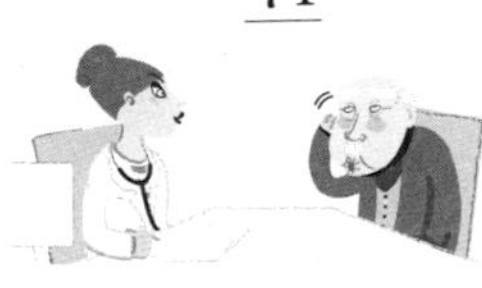

這些疾病將在下文介紹。其中有一小部分的可逆性失智情況，是表面看起來很像失智症，卻是由其他原因造成的，如內分泌問題（如甲狀腺功能過低）、缺少維生素B12或葉酸、良性腦瘤、常壓性水腦症、藥物副作用、愛滋病、憂鬱症等，都可能出現類似失智的症狀（如記憶減弱、判斷力差等）。經過適當治療其病因後，這些情況有可能完全或部分恢復。但過去二十年來，可能由於醫療照護的進步，可逆性的失智症越來越少，目前只占所有失智症的5%以下。

阿茲海默症

「光纖之父」高錕教授在2009年獲頒諾貝爾物理學獎。其實早在2003年，他已罹患早期阿茲海默症，並開始接受治療。外界是在他獲獎之後，才得知其罹病消息。當時病況還算輕微，家人表示他年紀大了、記性差，偶爾忘記鎖匙或書本放在哪裡，認人或認路還沒有出現問題。

不過，他的得獎演說，還是由夫人代為發表。在諾貝爾獎的頒獎典禮上，高錕也獲得特別安排——免除走到台上領獎、鞠躬三次的禮儀——瑞典國王卡爾十六世 古斯塔夫破例，親自走到他的面前頒獎。

後來他的病情逐漸惡化，已經忘記自己曾經發明過光纖，只能回答一些非常簡單的問題，讓人不勝唏噓。

病情有如溜一條很長很長的滑梯

阿茲海默症是臨床最常見的失智症，是一種逐漸惡化的神經退化性疾病，不是正常的老化現象。病程的進展非常緩慢，有如一道長長的溜滑梯，心智不斷向下滑落，終點在遙遠的那一端。從出現病兆到死亡，通常平均是十年。

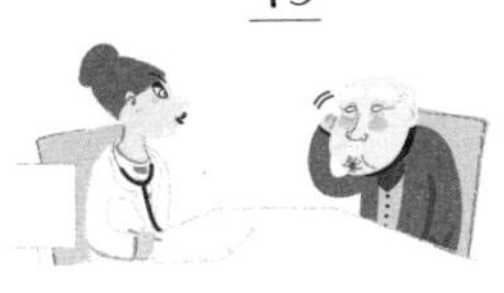

患者腦部病理變化的位置一開始主要在顳葉內側及管理記憶的海馬迴，後來才逐漸波及其他皮質區。受損部位出現類澱粉的沉澱物，產生腦神經纖維糾結（tangle）和斑塊（plague），如圖四，造成大腦皮質細胞逐漸萎縮。這種退化過程無法回復，會逐漸喪失記憶，出現語言、空間、執行功能和情緒等功能缺損。

〔圖四〕正常神經（左）、神經糾結與神經斑塊（右）

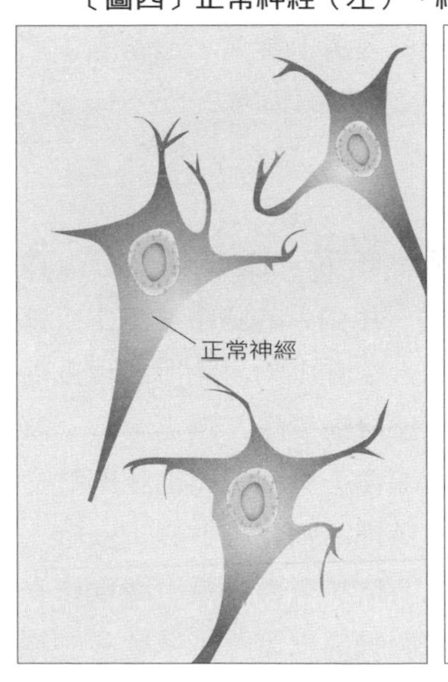

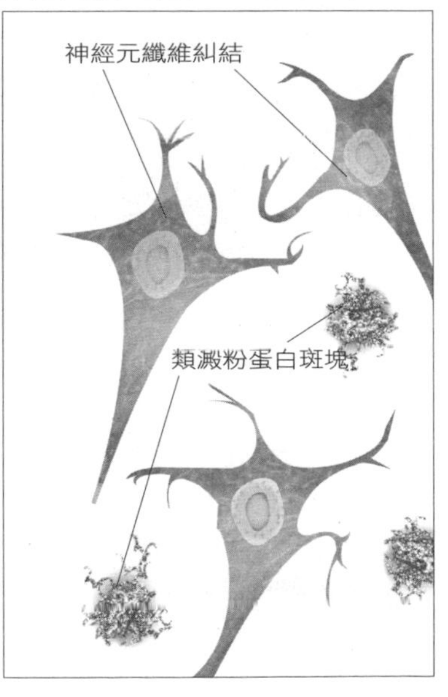

阿茲海默症的症狀

記憶力喪失，是阿茲海默症最明顯的病徵，尤其是記不住剛剛發生的事、忘記最近才獲得的訊息、或一直舊事重提、無法學新東西。當病情惡化時，患者可能在說話時沒辦法找到適當的詞彙來表達，或是無法思考，無法做出重大的決定。

阿茲海默症最令人痛苦的地方是，患者有時不認得自己的親友，性格異常煩躁，偏執多疑，不喜歡與人互動，到了中期，有些患者甚至可能會在街上遊蕩，迷路回不了家，對於照顧的家人來說，備受煎熬與壓力。

腦裡面長了「老人斑」

大腦在運作的過程中，會產生一種 β 類澱粉蛋白（beta amyloid）的毒性沉澱物。每個人的腦中多多少少都有一點點的有毒蛋白，正常的大腦會自動清除掉，阿茲海默症患者卻因為某些原因而無法自動清除，讓毒素會一直堆積在腦部，並形成斑塊，斑塊會干擾細胞與細胞間神經突觸所引發的信號，也會刺激免疫細胞並導致發炎反應，同時誘發神經纖維糾結的產生。這些有毒物質不斷堆積在神經元的周圍，慢慢瀰漫到整個腦部皮質，越來越多神經

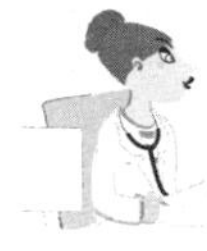

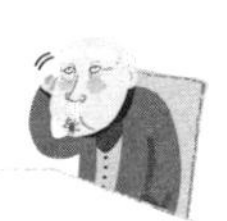

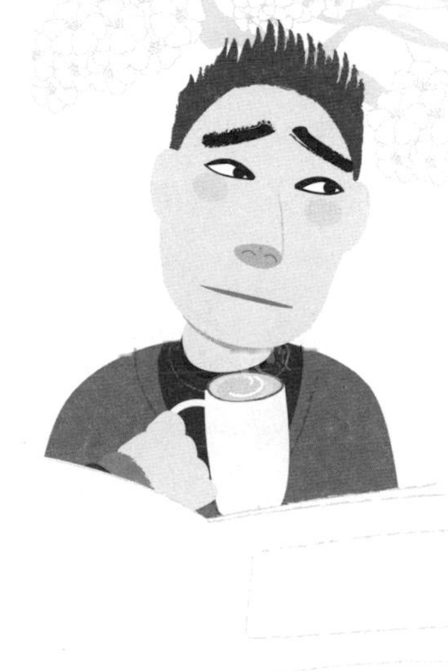
咦？爸！怎麼又在吃麵包？我們剛才吃過晚餐呀！

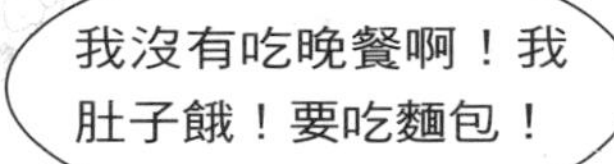
我沒有吃晚餐啊！我肚子餓！要吃麵包！

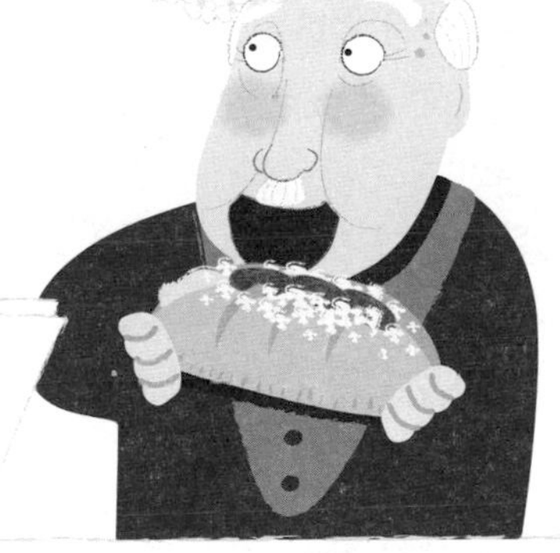

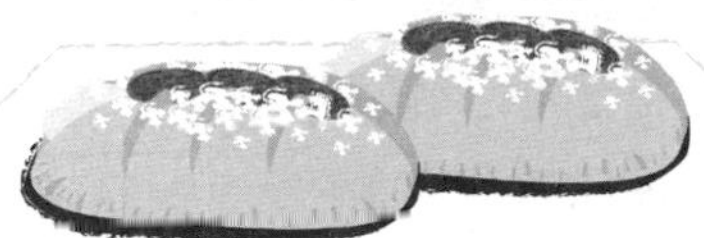

細胞被損壞。

若用顯微鏡觀察，神經纖維看起來很像一條繩子被打上很多的結，糾結在一起，它的毒性導致神經細胞壞死。隨著病情演進，語言中樞與前額葉也可能被波及，因此出現語言障礙或行為失控。

從影像檢查看阿茲海默症的腦部變化

利用現代的腦影像技術，可以清楚觀察到阿茲海默症患者的腦部顯影（如圖五），往往整個海馬區越來越小，原本應該是肥厚飽滿的，如今只剩下薄薄一片，整個腦區已經空洞了、萎縮了，許多神經細胞死亡了。此外，患者大腦的血流和代謝情況，也不正常。通常是血流量稀少，代謝緩慢且不足。

人人都有毒蛋白，為何有人不發病？

每個人腦內都存在有毒蛋白，年紀越老，沉澱物越多。但為什麼有些人不會發病，有些人卻會呢？

正子攝影技術的進展，可以提早發現腦中的異常狀況，讓有毒蛋白現形。很多老人表面看起來沒問題，但如果檢查他們的腦部，很可能也有神經糾結和斑塊的陰影。

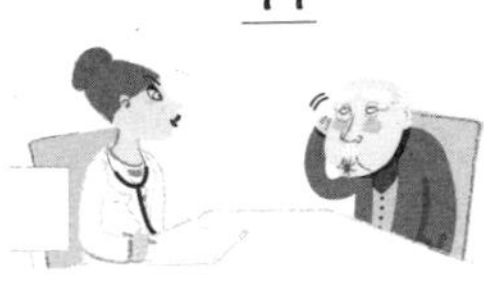

〔圖五〕正常腦部與失智症患者腦部變化

①

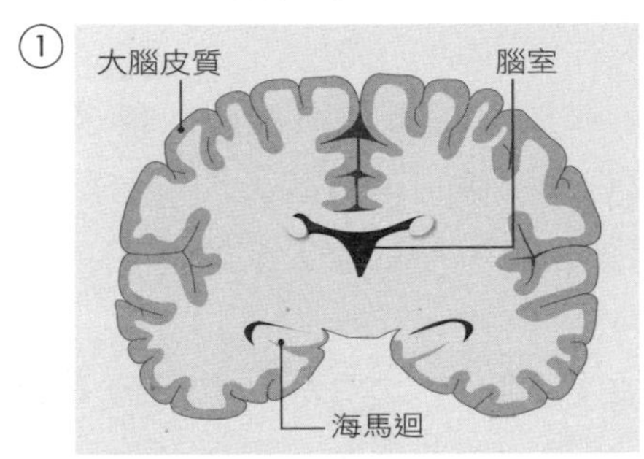

正常人的大腦切片構造飽滿完整，海馬迴正常，未見萎縮。

②

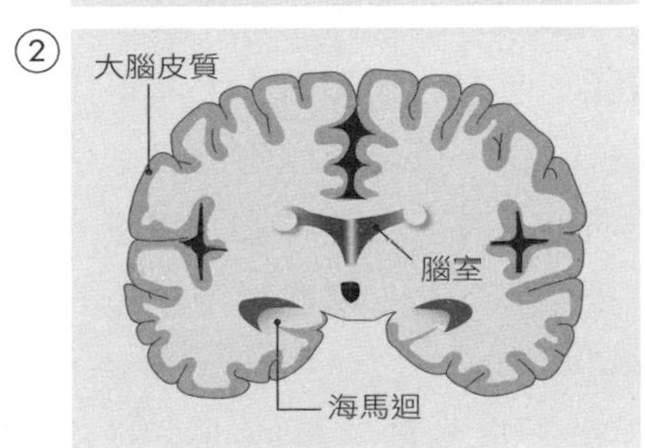

罹患阿茲海默症的初期病人，海馬迴與大腦皮質已逐漸萎縮，且腦室擴大。

③

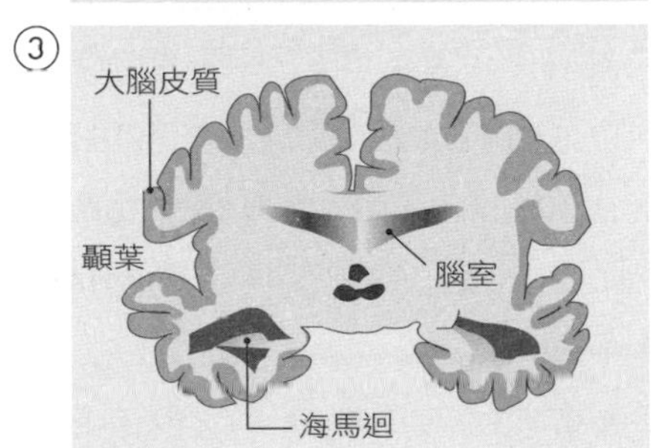

阿茲海默症末期病人的大腦切片，呈垷海馬迴與顳葉極度萎縮，腦室更擴大。

此外，正常老人在死亡後解剖，腦裡也經常發現少量的有毒蛋白。

從上述的資料顯示，雖然有毒蛋白質沉澱、神經纖維糾結和斑塊，經常造成腦部損傷，但有些人卻沒有出現失智症狀，表示有一些保護因子，可以使大腦維持正常功能。

第一個常見的保護因子，是較佳的大腦功能。人腦是一種平衡狀態，假設你的腦細胞功能天生就比較佳，即使損壞一點點腦細胞，可能不會有太大影響。尤其退休之後，大量使用腦功能的機會減少，只要足以應付日常生活即可。所以輕微的健忘和退化，並不會引起太大困擾。較高的教育程度、多學習、多人際互動，都能維持較佳的大腦功能。

第二個常見的保護因子，是運動。長期研究阿茲海默症的墨利斯（John C. Morris）博士發現，有運動習慣的人，可有效降低大腦中的蛋白質沉澱斑塊和神經糾結。他的團隊將研究報告發表在2012年1月的《神經學文獻》（*Archives of Neurology*）中，鼓勵年長者保持運動習慣，降低疾病的風險。

總之，醫界至今對於失智症的致病機轉，還找不到明

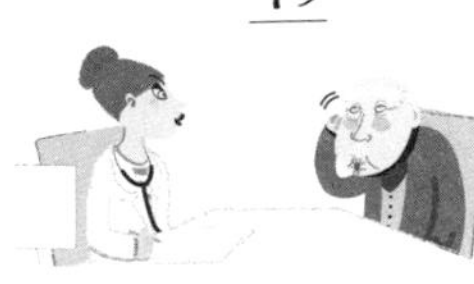

確答案，只知道阿茲海默症多半是先從神經糾結形成後，誘發出斑塊，兩者有如惡性循環，一直造成破壞，導致腦部萎縮。目前醫界正努力釐清神經纖維糾結在阿茲海默症中所扮演的角色，希望可以防範未然，尋找治療的曙光。

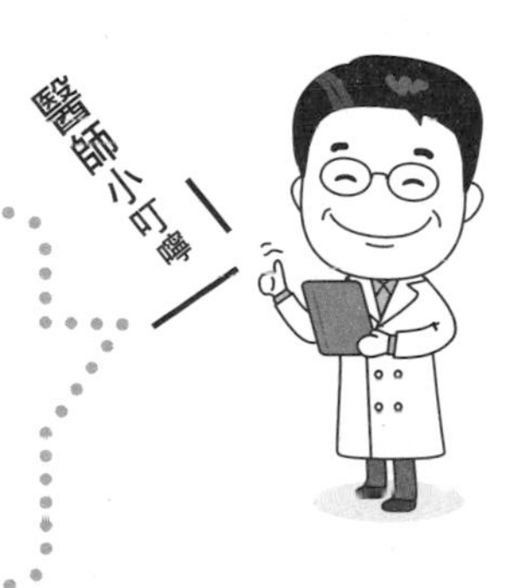

要維護大腦功能，最好的方式就是多用腦。不斷吸收新知，透過語言和文字與人交流，這樣不但可以增加生活樂趣，也是大腦的最佳活化劑喔！

醫｜學｜小｜常｜識

阿茲海默症的第一個病例

1901年秋天，德國精神科醫師阿洛尹・阿茲海默（Alois Alzheimer）發現五十六歲婦女奧格絲緹（Auguste D）會藏東西、回家途中迷路、不合理嫉妒、多疑焦慮、意識混亂與記憶退化等症狀。她的改變令阿茲海默醫師印象深刻，持續追蹤病況直到婦人在1906年病逝。

阿茲海默醫師在婦人死後進行病理解剖，在顯微鏡下發現腦部大範圍萎縮，大量神經細胞死亡，其間糾纏著塊狀的神經纖維，整個大腦都有一種細小物質，長得類似黑斑，當年阿茲海默醫師不知道那些物質是什麼，現在我們稱之為β類澱粉蛋白（beta amyloid）。

1910年，阿茲海默醫師的同事出版一本名為《精神科手冊》的著作，將此疾病列入，並以阿茲海默醫師的姓氏命名。

後來奧格絲緹的病歷紀錄失蹤多年，1995年在德國

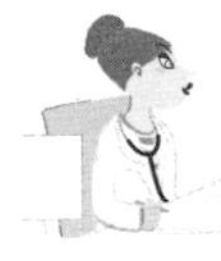
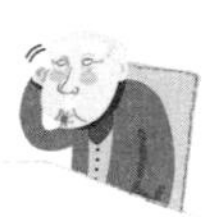

被意外發現，當時現代科學技術已經揭開了阿茲海默症的部分原因，確認了阿茲海默醫師當年的發現。

不過，從發現第一例病例到今日，已超過一百一十五年，我們對阿茲海默症的病因仍然不夠了解。近年來許多報告發現，有些人即使腦內發現神經纖維糾結、神經細胞萎縮死亡、塊斑等情況，卻沒有出現失智症狀。這些謎團尚未解開，也突顯出阿茲海默症的治療難題。

醫｜學｜小｜常｜識

修女研究：如何優雅地老去

美國明尼蘇達大學的一位年輕助理教授大衛．史南登（David Snowdon），為了瞭解修道院內的修女為何普遍長壽，而且少有失智現象，便前往一間修道院，說服院內的高齡修女同意在她們過世後，捐出腦部作為學術研究。這些高齡修女在青春少女時期就進入修道院，長年過著簡樸生活，甚至不少人活了超過九十載。

該研究發現了幾個有趣的現象。第一，該研究發現有些修女年齡高達一百歲以上，死後大腦解剖仍完全正常，證實不是老化就一定會生病或失智。第二，一般來說，死後腦部若充滿神經糾結和斑塊，通常生前已出現失智症狀，但解剖這些高齡修女死後的腦部，發現當中有約10%的人，腦部看起來像是阿茲海默症的腦，但她們在生前卻沒有失智現象。

該研究提供了非常重要的事實：那就是即使腦子堆滿了神經糾結和斑塊，也不一定會表現出失智症狀。

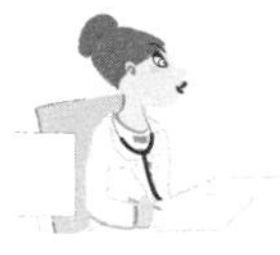
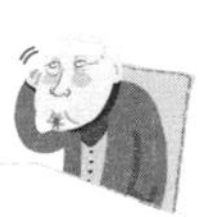

為何會這樣呢？其中一個解釋是，人類腦神經細胞多達幾十億個，它們之間的連結，是一個非常複雜細密的網絡。不妨把這幾十億個神經細胞想像成一座國際大都市，交通網路很密集，若某區域發生火災，交通癱瘓了、功能停止了，受影響的民眾會想辦法繞道而行，雖然要花比較長的時間，還是可以成功繞過去，整個城市的交通並不會完全癱瘓。

這個推論告訴我們，即使腦中遭受疾病破壞，若能持續地對大腦進行充足有益之活動，如多運動、多動腦、多與人交流往來，使頭腦活躍，仍有機會在腦部產生病變時維持正常智能。

該研究也發現另一個很有趣的事情：修女們約從二十歲開始寫修行日記，研究者分析修女們年輕時的手稿，可以看出這個修女是不是點子王、運用的詞彙是否豐富，然後根據這些資料來預測老年的大腦功能。結果發現，年輕時所使用的詞彙越豐富的人，老來越不容易出現失智。

這個研究很符合後來醫界所發現的結果，那就是教育程度低的人，較容易出現失智現象。假設一個學會一千個詞彙的人，與一個只有一百個詞彙的人，當他們老了之後，都各自受損五十個詞彙，試問對哪一個人的影響較大呢？當然是後者。擁有一千個詞彙的人，如果損傷了五十個詞彙，比較容易「繞路而行」，找到表達自己的方法，受限的幅度較為降低。

要強調的是，失智症的致病原因不是由單一因素決定，它有好幾個危險因子，教育程度的影響只是其中之一。但年輕時多用腦、多閱讀學習、多練習表達思想，對於預防老年失智是有幫助喔！

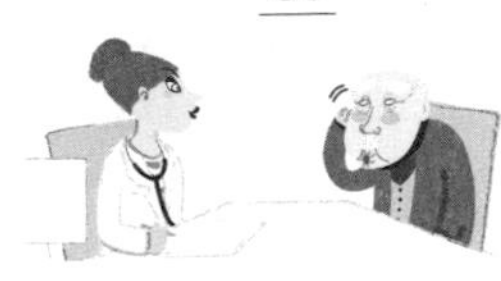

血管性失智症

血管性失智症是第二常見的失智症，約占所有臨床患者的10%至20%。以歐洲八國的研究發現，血管性失智症在六十五歲以上人口占1.6%，約為阿茲海默症的三分之一。

血管性失智症的致病原因比較簡單，通常源自於腦血管的問題，包括大血管、小血管的病變，以及在臨床上沒有任何中風跡象的微小血管的變化。

無論是腦血管阻塞引起的「缺血性腦中風」，或是腦血管破裂引起的「出血性腦中風」，兩者都會傷及腦神經細胞。如果累積多次大大小小的中風，使腦中受損區域擴大，或損壞的位置是在額葉、海馬迴、顳葉等攸關認知功能的區域，在未來有極高風險發展成失智症。

根據腦部的電腦斷層掃描或核磁共振攝影，的確可以確定一個人是否有腦血管病變。但就算有腦血管病變，也無法確定是否有失智症。到底要多少個梗塞？在什麼位置？大小如何？是一邊或兩邊？……到底要多嚴重，才會變成失智症？到目前為止，尚未有百分之百的準則出現。

舉例來說，有些腦中風發生在主管肢體運動的區域，雖然造成一時的手腳無力，卻不會明顯影響到智能。但是，如果的在下視丘或海馬區發生一次小小的中風，可能就會引發失智症。

有些人的腦裡已經有不少梗塞，可是他還是舉止正常，並未到達失智症的狀態，這種梗塞叫做「安靜的梗塞」，通常只有在腦影像檢查後才會被發現。

阿茲海默症與中風引起的血管性失智症的鑑別，請參見圖六。

〔圖六〕阿茲海默症與中風引起之血管性失智症的鑑別

	阿茲海默症	中風引起之血管性失智症
發病	緩慢發作、進行	反覆急性發作（中風）
好發性別	女性＞男性	男性＞女性
年齡	年齡較高	年齡較輕
病程	像溜滑梯，呈下坡線狀的進行式	斷續性、下梯階狀退步
症狀	無局部性神經缺陷症狀 無假性延髓麻痺症狀	有局部或偏側神經缺陷 較常有假性延髓麻痺症狀（吞咽困難、聲音嘶啞、講話不清、流涎、嗆咳等）
併症	少合併特殊疾病	常有糖尿病或高血壓心臟病
表情、情緒	表情冷漠平淡	情緒起伏不定

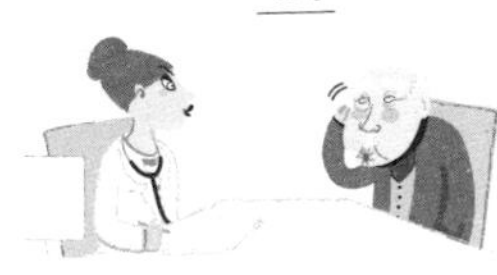

額顳葉失智症

額顳葉失智症是退化性失智症的一種，顧名思義，就是影響到額葉或顳葉導致失智。若病變主要在前額葉，最大的特點是，初期常誤以為患者有精神障礙，以為他瘋了，性格改變，在社交場合中無法控制自己的行為，如說不適當的笑話，或出現不適當的性方面的言語或動作，不恰當的擾亂行為等。有些患者則是對原本有興趣的事不再感興趣，常會伴有面無表情、呆坐的現象。另外，患者情緒上的表達也會變得不恰當，沒有同理心和同情心，對別人的感受好像沒有感覺。

個案通常也不太重視個人衛生，吃東西的方式改變，如狼吞虎嚥，或是對東西的嗜好會改變。在認知功能方面的缺陷，通常表現在跟前額葉有關的執行功能，如抽象思考能力、計畫能力、問題解決能力產生缺失等；相對的，記憶及空間的功能則比較沒有缺損。

若病變的位置以顳葉為主，則會影響到語言功能，患者可能會講話不流利，講話內容變得簡短甚至重複，有時候也會出現模仿語言，不斷重複他人說過的話。

與阿茲海默症最大的差異是，額顳型失智症在早期比較不會出現近期記憶減退的情形，而是以性格與行為改變為主。額顳型失智症的病因不明，一部分與基因有關。由於患者常會有異常的行為，而且沒有有效藥物可以控制這些行為，因此在照護上很困難。

腦影像的表現是以額葉及顳葉的萎縮為主，有時候在疾病早期還沒有呈現明顯萎縮時，可以發現這些區域的血流或代謝已經減少。

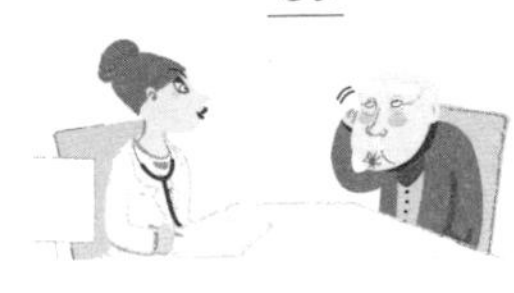

醫｜學｜小｜常｜識

腦傷後，為何性情大變？

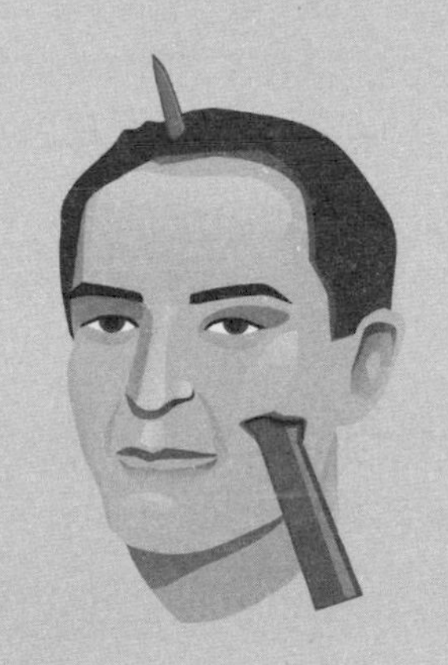

大約二百年前，波士頓一處礦場突然爆炸，鐵棍從一名工人Phineas Gage眼球上方穿透腦部，也就切斷了前額葉相關迴路。這名礦工大難不死，痊癒後卻性格大變，有如一頭憤怒的野獸，常在公共場所咆哮罵人。

他之所以出現這些變異行為，是因為鐵桿傷害到了前額葉的部位。前額葉是注意力、抽象思考、衝動控制的中樞，與人際社交有密切關係，這裡若受傷，患者就無法與他人有正常互動，無法分辨哪些行為是否適當。

腦部受傷導致行為、性格出現異常變化，在臨床並不罕見。有一位女性患者車禍腦傷之後，性慾變得非常強烈，天天想做愛，無法控制情緒，先生受不了，帶她來求診。這位太太同樣也是前額葉受損，無法抑制不恰當的行為。

這類症狀無法靠心理治療來解決，必須透過藥物治療來控制，因為這不是心理受到創傷，完全是由於腦傷的關係。

上述案例讓我們了解，腦部有很多不同的區域，各有不同功能，彼此之間若能保持緊密聯繫，就可以正常運作。只要某些地方有所缺損，就可能出現某些奇異的行為或意念。

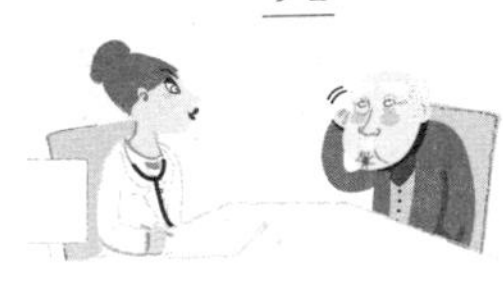

其他類型的失智症

路易體失智症（Dementia with Lewy Bodies）

也是退化性失智症的一種。在大腦皮質及腦幹的神經細胞內，找到異常的路易體沉積。

主要特徵有三項：（一）類似帕金森症的表現：身體僵直、顫抖、動作慢、走路不穩、反覆跌倒等；（二）視幻覺；（三）神智時而清醒，時而混亂。這些症狀時好時壞，有明顯波動，每次發作持續數周至數月。此外，也常有在睡夢中喊叫、舞動手腳的動眼期睡眠障礙（REM sleep behavior）。

帕金森症合併失智症

帕金森症不是失智症，卻會導致失智現象。病因也是腦部有毒蛋白物質（路易體）沉澱，一開始侵犯腦幹，若病變漫延到其他皮質區，則會出現失智。約有40%帕金森症患者會合併失智症狀。

患者會出現動作遲緩、障礙，但智能不會明顯受到影響。好發於五、六十歲，年紀越大，罹病機率越高。年輕人亦可能罹患帕金森症，通常年輕發病者，症狀較嚴重。

中國前領導人鄧小平、臺灣作曲家李泰祥、好萊塢明星米高福克斯等，都是罹患帕金森症的名人。

亨汀頓症（Huntington's Disease）

又名亨汀頓舞蹈症，是體染色體顯性遺傳造成的腦部退化疾病。患者的子女不論男女都有一半機率遺傳到此疾病，是一種家族疾病。發病年齡在三十至五十歲之間，臨床也有個案二十歲以前發病。

約有九成患者無法控制四肢、頭、軀幹不自主晃動，看起來很像在跳舞。思考、記憶、判斷等能力變差，對人、時、地的定向感退步。易顯得憂鬱、沮喪、易怒、焦躁，嚴重者出現幻覺、妄想、疑心重、攻擊性等。

患者多因併發症如感染而死亡，發病之後約有十五至二十五年的存活生命。

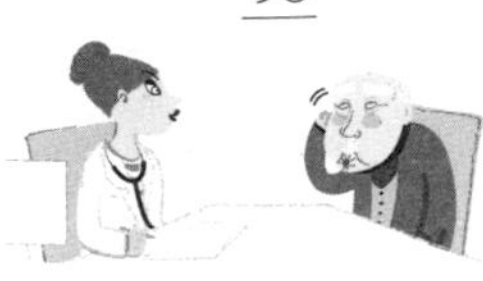

危險因子的影響

失智症可以發生在任何人身上，真正致病的原因還不清楚，若有下列風險因素者，罹病的機會可能會增加。

〔圖七〕導致失智症的危險因子

主要的危險因子	次要的危險因子
・年齡：大於四十五歲 ・具有遺傳因子 Apolipoprotein-E4 ・種族 ・心血管疾病（如糖尿病、高血壓、高膽固醇等）	・女性（更年期雌激素缺乏） ・低教育 ・唐氏症 ・憂鬱 ・甲狀腺素低下 ・頭部損傷 ・環境（暴露於重金屬毒素中、抽菸、高脂飲食、葉酸及維生素B12缺乏）

年齡

年齡是失智症最主要的危險因子，年紀越大，罹病機率就越高。根據統計，六十五歲以上老年人每增長五歲，罹病機率增加一倍，八十五歲以上老年人中，約有四分之一被診斷出不同程度的失智現象。老化是失智症最確定的危險因子，也是最無可改變的因素。

六十五歲或以下也可能罹患失智症，醫學上稱之為「早發性失智症」，這與家族遺傳有關，病程的發展也較快速。

遺傳基因Apo-E4的影響

科學家已經證實「遺傳」也扮演著重要角色。近年來醫學研究發現，人類第十九對染色體上脂蛋白（apolipoprotein）基因存著一種危險因子，稱為Apolipoprotein-E4（簡稱Apo-E4），它與心臟血管疾病、腦中風以及阿茲海默症的發生有密切的關係。研究報告顯示，當染色體含有Apo-E4基因者，罹患阿茲海默症的機會比一般人高出十倍，反之，若帶有Apo-E2基因，則可減少罹病機會。

帶有Apo-E4遺傳基因的人，雖罹病風險明顯增加，但也並不一定絕對發病，建議有家族史者進行長期追蹤。臺灣帶有Apo-E4基因的人約占總人口的5%至7%，遠較歐美的14%為低。這也可能是臺灣失智症患者比國外少的原因之一。

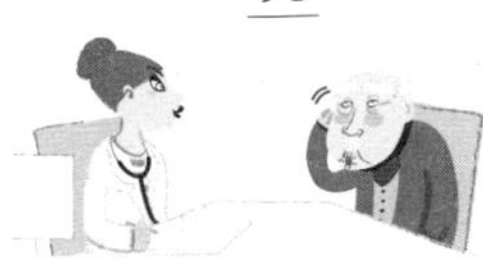

心血管疾病

心血管疾病常見的血管硬化、腦血液循環不佳，是血管性失智症的危險因子，也會增加阿茲海默症的風險。腦中風可能多次發作，有些安靜的梗塞可能連患者自己都不清楚，長期累積下來，腦就漸漸萎縮。

小心三高

1. 高血壓

高血壓易造成血管硬化。血管就像水管，當血壓很高，裡面承受著極大的壓力，在強壓之下，水管會裂開，即便沒有裂開，也慢慢產生變異而硬化。控制高血壓可以降低發生失智症的風險。

高血壓發生的年齡，與阿茲海默症有相關。六十五歲以後發生之高血壓，通常和阿茲海默症較無強烈關係；反而是中年時發生之高縮收壓和日後罹患的阿茲海默症較有相關。

2. 膽固醇

中年人的膽固醇上升（≧6.5mmol／l）會增加老年時阿茲海默症之機會。

3. **血糖太高或太低，都不行**

腦細胞需要氧氣與葡萄糖來運轉，若血糖突然降低，腦部運作會完全停擺。腦細胞只要缺氧兩、三分鐘就會壞死，缺少葡萄糖，幾分鐘內腦部也可能會壞死，葡萄糖是腦部很關鍵的成份，過低比過高還要危險。糖尿病個案若長期血糖過高，會造成腦病變，因而增加失智症風險。

種族的差別

美國的研究顯示，黑人比白人罹患阿茲海默症及失智症的比例更高，可能原因包括基因、飲食習慣、身體疾病（如高血壓、心臟病等）之差異。

性別的差異

研究顯示女性的壽命普遍較男性長，罹患阿茲海默症的女性也比男性多。而停經後女性賀爾蒙減少，也是可能原因之一。此外，80%的阿茲海默症患者是由女性負責照顧，照護壓力也會增加這些女性照顧者罹患失智症的機會。

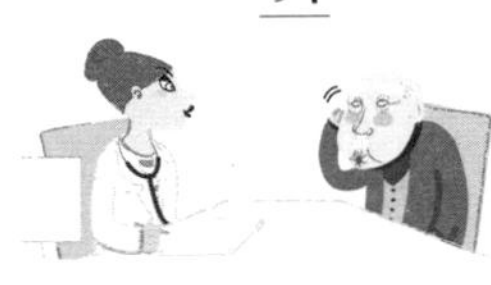

教育程度

曾有一項大規模的研究發現，低教育程度者得病的機率比較高，尤其不識字患者所表現出來的狀況通常較嚴重。暗示使用大腦的程度與罹患失智症有關。我們的腦袋瓜需要持續使用，才不會退化，腦越不用，越容易退化。

所以，若早年沒有機會頻繁訓練大腦，晚年有機會去念書，腦退化的情況可以獲得改善，因為只要頭腦用越多，知道的東西越多，腦的功能就越好，即使後來因某些因素罹患失智症，也因為腦部已經儲存很多老本，較不會造成太多的影響，病程比較不會很快進展到失智症的程度。

頭部損傷

腦部曾經重創者罹患失智症的風險高於一般人。有些運動選手如橄欖球員、拳擊手等，比賽時都是用頭部去撞擊或用頭部去抵擋外力，美國拳王阿里在退休之後就罹患了阿茲海默症，可能因為頭部常常受傷，大腦慢慢產生了病變。

新陳代謝異常

甲狀腺素低下，會讓新陳代謝速度變慢，若太慢的話，將導致腦細胞無法正常運作，人會變遲鈍。若有必要，可以服藥補充甲狀腺素，讓代謝恢復正常。

營養失調

老人家平日飲食有一個很重要的原則：營養要均衡。吃太好、吃太差都不好。百分之百純素食，不喝奶不吃蛋，容易造成血中維生素B12缺乏，缺乏B12是造成失智症的重要原因。臺大醫院曾經治療過一位很虔誠的佛教徒，她長期吃素，吃到最後罹患失智症，原因就在缺乏B12。

菸癮

香菸內含多種有毒成份，容易造成血管病變，導致腦細胞壞死而出現失智症狀。

暴露於毒素環境

需留意環境內的重金屬含量，尤其是鉛和鋁。早期曾有「避免使用鋁鍋」這樣的說法，因為鋁容易造成腦細胞死亡。

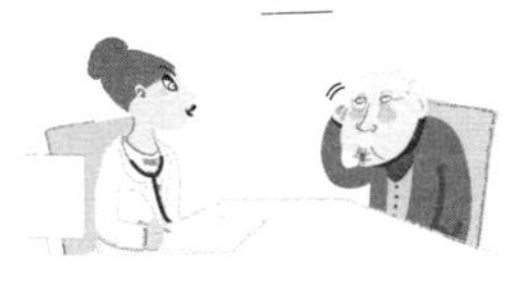

醫｜學｜小｜常｜識

三餐健康多蔬果

坊間流傳很多號稱可以預防失智症的營養保健食品，例如具有抗氧化功能的維生素C、E、胡蘿蔔素等，但它們是否真能降低失智症的機率？事實上，並沒有獲得科學研究證實。奉勸各位讀者，最好不要抱持過度的期待。

如果真的要飲食健康，近年來營養學非常推崇的「地中海飲食」，倒是可以參考。它的概念很簡單，就是要多吃蔬果（包含豆類、堅果、未精製穀類）、深海魚類（富含omega-3脂肪酸）、不飽和脂肪酸（例如橄欖油），肉類及蛋則少吃。

研究發現，這樣的飲食可以降低心血管疾病，相對也降低了失智症發病的風險。除此之外，要注意三餐定時進食，維持規律生活，可以減少腦部營養不平衡的情況。

唐氏症

幾乎所有唐氏症患者在四十歲時大腦會出現阿茲海默症的病理變化。可能的解釋是因為唐氏症患者多了一份存在於第二十一號染色體的類澱粉前驅蛋白基因。大約有將近75%的唐氏症患者在五十至六十歲時會出現失智症。

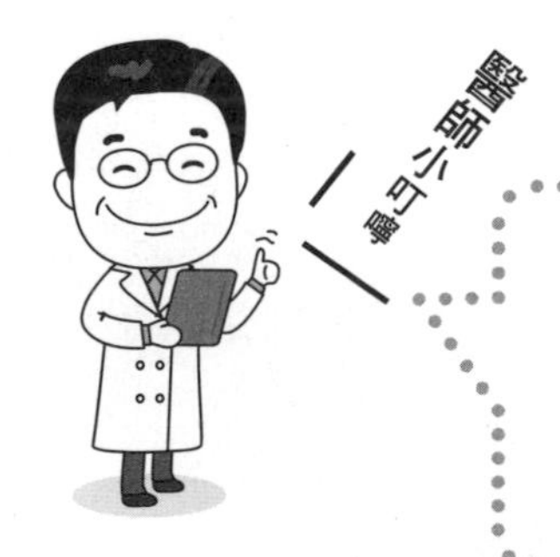

我們平時應趁早多加強免於失智症的保護因子，如動腦、運動等，並且盡量避免受危險因子，如心血管疾病、菸癮、營養失調等的影響。

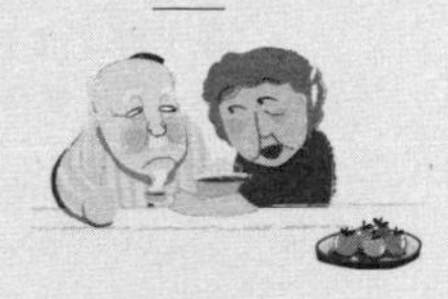

【第四章】

當失智之後

失智症的病程可分為三個階段，
每個階段的發展變化會因個別差異而有不同，
但是多半會併發精神症狀。

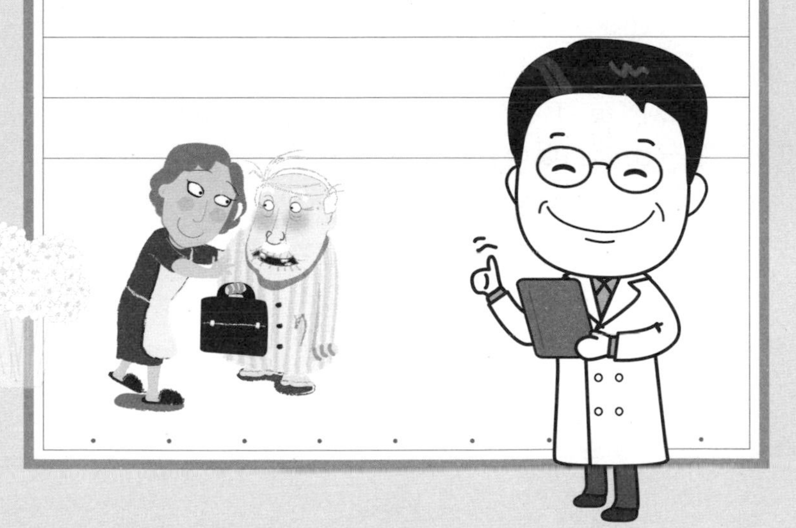

失智症是一種持續進行式的退化性疾病，病程可分為輕度（初期）、中度（中期）、重度（末期）。每一個階段的退化時間和退化特徵，會因為患者的工作和社會背景，而有個別差異。一般來說，初期通常發病得很緩慢，不容易被察覺出來，等到進入中期之後，會感覺惡化速度加快，進入末期乃至死亡之前，惡化速度又會減緩。

常聽人用「老番癲」、「老頑固」來形容老人家，我們總認為年紀大了之後，個性都會大轉變，讓人煩惱不已。其實，當一個原本性情穩定的老人家，慢慢出現一些奇怪的言語、反應和行為時，家屬就應該抱持警覺性，因為很有可能是生病了，需要盡早接受正確治療，以免延誤治療時機。

本章將說明失智症的病程發展及每個階段的特色，讓家屬在照顧時得以掌握失智症的嚴重程度，了解患者目前的能力狀況，藉此找到最適合的照顧方法；也讓家屬得以預測未來的發展，做好心理建設，尋求更完備的照護技巧，營造安全舒適的環境，讓失智長輩及家人安心平靜地生活。

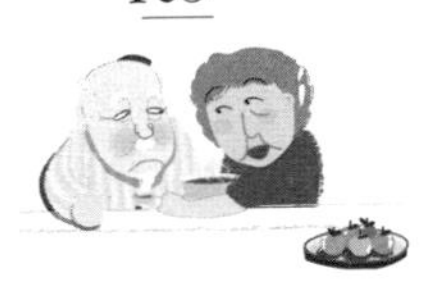

極早期到初期：十大警訊

在正常老化到失智症開始出現徵兆之間，會有一段輕度認知障礙的時期，患者意識清楚，外表跟一般正常人無異，如果家人沒有隨時陪伴在側觀察，很難清楚辨別出患者是在何時開始發病的，身體檢查也常沒有異常，讓人有防不勝防的無奈感。

下面列出美國失智症協會提出失智症的十大警訊，可供平日觀察。若發現自己或家屬出現下列徵兆，建議盡早尋求專業醫療評估及診斷，依據結果來決定治療的方向，以便有效延緩症狀的惡化速度，減低照顧者的壓力，也提升患者未來的生活品質。

記憶減退影響工作

一般人偶而會忘記開會時間、朋友電話，過一會兒或經過提醒就會想起來。但失智症患者忘記的頻率較高，即使經過提醒也無法想起該事件。

其他像是近期事情容易忘記，反覆提起一些陳年舊事。重複發問，或反覆做同樣的事情。無法記住新認識朋友的姓名、電話號碼。常忘記東西放在何處、時常在找東西等等。

無法勝任原本熟悉的事務

如公車司機忘了如何開車，國文老師不識唐朝大詩人李白，水電師傅不會通水管，會計不會作帳，銀行行員數鈔票有困難，工作技巧明顯減退。

語言表達或理解出現問題

一般人難免會想不起某個字眼，但失智症患者出現的機會更頻繁，甚至會用替代的方式來說明簡單辭彙，例如「送信的人（郵差）」、「用來寫字的（筆）」、「那個開飛機的（機長）」等。言語表達出現困難，講話不如以前流暢。想不起來要講什麼，或想不起來某件物體的名稱。

喪失分辨時間及方向的概念

一般人偶而會忘記今天是幾號，在不熟悉的地方可能會迷路。但失智症患者會搞不清楚年月、白天或晚上，連在自家附近也會迷路，在不熟悉的地方更失去方向，例如搭乘大眾運輸工具會下錯站。

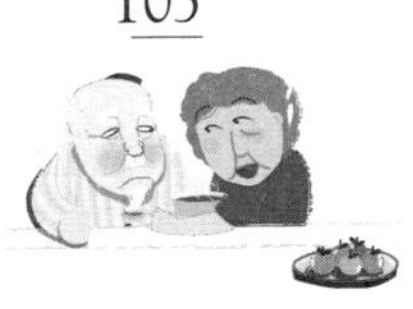

判斷力變差、警覺性降低

日常生活的判斷力減退，例如開車不看紅綠燈；不知天冷該加衣、天熱要少穿；易相信陌生人而被詐取錢財；以為鏡中自己是別人；一次吃完一周的藥量、買不新鮮的食物等；對於辨別距離、顏色和光線明暗有困難。

抽象思考出現困難

無法理解抽象意涵的內容，看不懂電器操作說明，搞不懂遙控器的功能，不知道電腦和手機同樣是3C產品等。

東西擺放錯亂

隨便亂放物件，把菜刀放到廁所，把吃過的水果皮放到抽屜裡，或不斷把東西收進櫃子又拿出來，或常常忘記東西的位置，找不到東西，責怪別人偷走等。

出現行為與情緒問題

情緒起伏轉變相當快，孤僻、暴躁、愛發脾氣，喜怒哀樂無常，甚至有妄想、幻想症狀，懷疑配偶有外遇，懷疑有人要害他，有時也會懷疑東西被別人偷走或被故意藏起來。有些古怪行為，如當眾脫衣服、性欲強烈、囤積東西等。

失去活動力，減少社交

整個人變得很被動，不想與人互動，不想做任何事情，拒絕參加社交活動，放棄原有興趣嗜好。可能呆坐在電視機前好幾個小時，或睡眠量比以前多而長。

個性改變

個性與過去不同，可能變得較先前內向或外向。沉默寡言、疑心病重、比以前固執、拒絕配合他人；或口不擇言、過度外向、無法控制自己等。

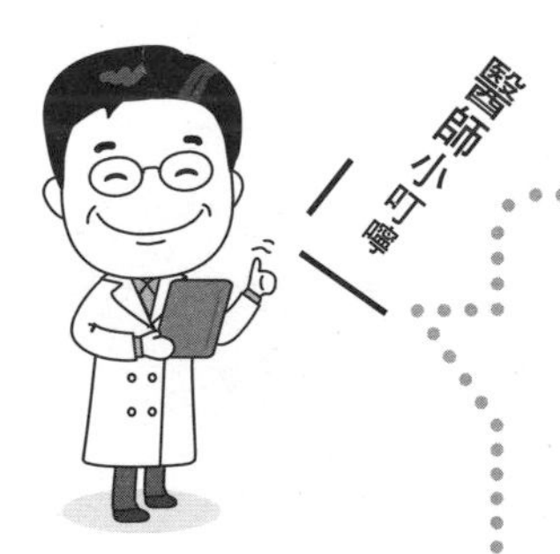

如果發現家裡的長輩有失智警訊，建議立即尋求專業的神經內科或精神科醫師協助，進行完整的檢查和診斷，盡可能及早發現、及早治療。

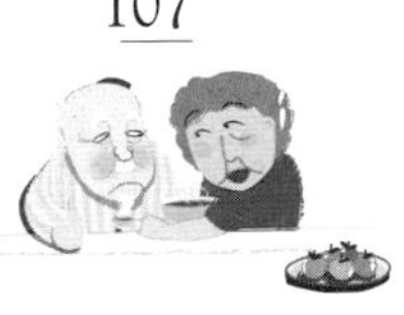

混亂的中期：生活能力持續下降

到了中期，臨床稱之為「混亂期」。這個階段的智能障礙已相當嚴重，但身體狀況相對還好，因此更難照顧。患者生活開始混亂，記憶衰退影響到日常生活，一出門就迷路，也容易與人發生誤會、爭執，出現妄想、幻覺等精神症狀，可能需要接受精神科治療，嚴重者需緊急住院以防發生危險。在照護上，中期階段是最耗體力心力的辛苦階段。

記憶

近期的記憶喪失越趨嚴重，漸漸記不住家人名字。無法接收新的訊息，只記得過去熟悉的事務。忘記已發生過的事情，如是否吃過飯、洗過澡等。重複問同樣的問題。辨認人物、環境和區分時間等更加困難。

定向感

判斷力變差，對時間、空間、人物失去定向感。堅稱自己住的地方不是家，大聲嚷嚷吵著要回家，拚命想往外頭去。半夜不睡覺，認為自己還在上班，堅持換衣服去公司等。

失去時間概念，日夜顛倒，分不清早晨、黃昏與季節。誤以為家人或配偶是別人偽裝的，想趕走照顧他的人。在住家附近或熟悉地方也會走失，搞不清楚方向。無法順利出門到達目的地，甚至在家中也找不到廁所或自己的臥室。

個性與情緒行為

情緒起伏波動大，孤僻、暴躁、胡思亂想、愛發脾氣。眼中只有個人世界，無法接收他人傳達的感受，對他人沒有情感反應。會有激動的行為，在公共場所出現不適當的舉動，如大哭大叫、隨地便溺等。猶豫不決、多疑猜忌、膽小內向，對事情難以下決定。理解能力降低，聽不懂外界的資訊，受到挫折，情緒控制力也相對薄弱，容易發脾氣、易與家人或照護者衝突。

言語表達

說話速度變緩慢，內容貧乏，重複出現同樣的句子，或突然暫停說不出來，或語句片段零碎。忘記某些詞彙，用錯文法，表達不連貫，缺乏邏輯性，有時會自創詞語，

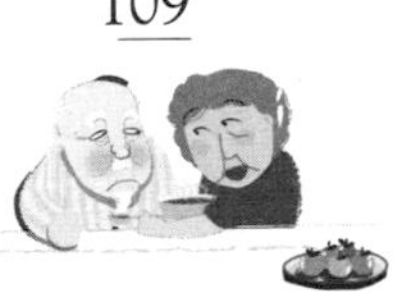

別人聽不懂。慢慢失去閱讀及語言能力。

妄想幻覺

忘記將東西放在何處，吵著被人偷走了，有被竊妄想。另一半出門去買東西，就懷疑是否去偷情、想要圖謀財產，或懷疑有人想要下毒殺害自己，有被害妄想。須留意的是，有些患者在幻覺幻聽之下，可能出現攻擊行為。

睡眠障礙

日夜顛倒，白天嗜睡，夜裡精神狀態卻更不穩定，整夜不睡，走來走去，大吼大叫，或看到聽到各式各樣幻覺。

日常執行能力

忘記如何刮鬍子、刷牙、吃飯、上廁所。無法自己出門搭車和購物，容易迷路。無法自己備餐，需他人協助。飲食不正常，重複要食的情形較嚴重。

穿衣及個人衛生

無法適當穿衣或處理衣物，將髒衣服當乾淨衣服、或穿睡衣去逛街、看電影。身體功能開始有明顯的衰退，如不善於控制大小便，偶爾會失禁。需要提醒才會洗臉、刷牙，甚至需有人在旁協助才能夠完成個人清潔等自理項目。個人清潔衛生處理能力變差，如上廁所、洗澡等需要他人協助。

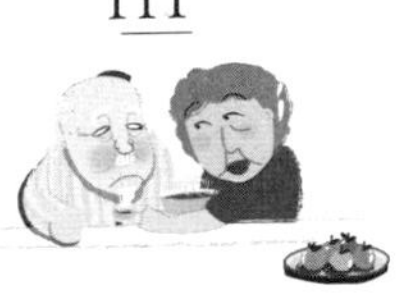

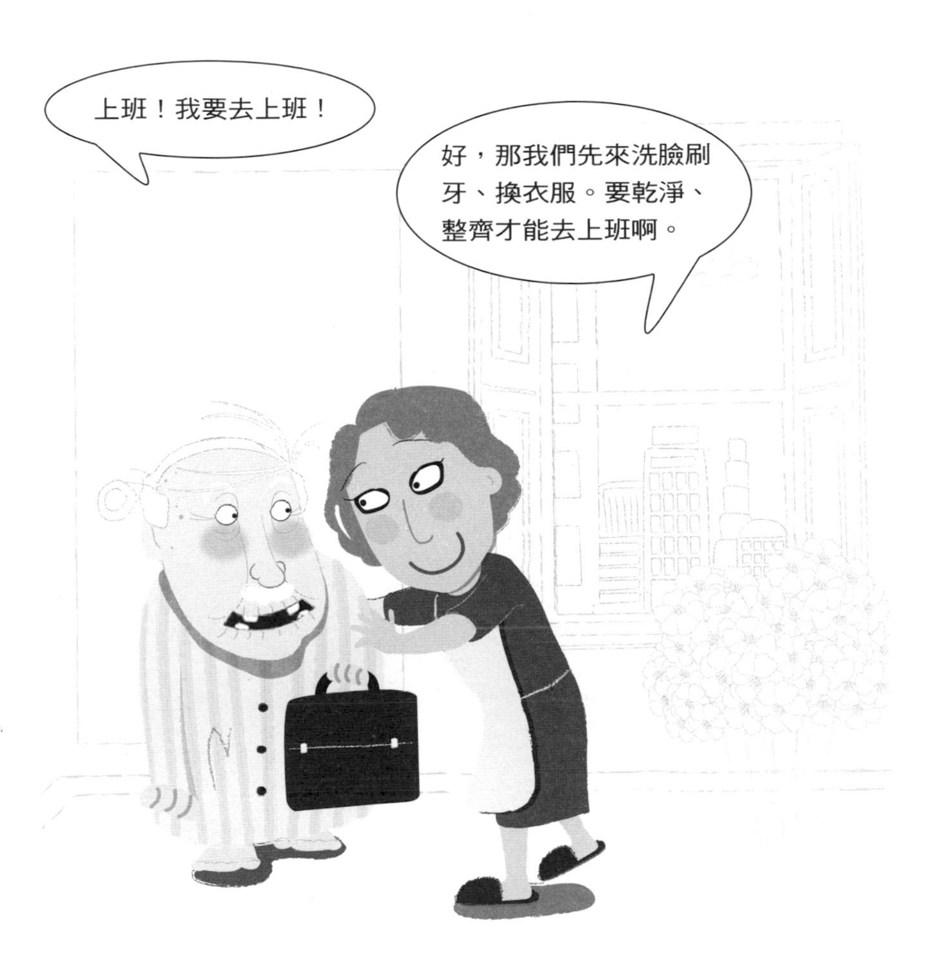
上班！我要去上班！
好，那我們先來洗臉刷牙、換衣服。要乾淨、整齊才能去上班啊。

如嬰兒般的末期：依賴他人照顧

失智症一旦發生，病程變化不會停止，家屬看著生病的家人在自己眼前一點一滴地失去了靈魂、活力和形貌，最後到生命劃下終點，確實是很痛苦又殘忍的過程。

中期及末期是照護上最困難的階段。末期患者失去行為能力又長年臥床，這個階段需要有人二十四小時隨侍在側，照顧飲食、起居、個人衛生等細節，整個過程有如退化回到嬰兒期或幼兒期。患者逐漸失去體力，進入永久臥床的狀態，最後變成「植物人」的狀態。

記憶

記憶嚴重喪失，不記得生命中重要的事情。忘記身旁熟悉的人事物，甚至包括一些長期記憶。可能連自己是誰都不知道。

定向感與妄想

社交退縮，無法分辨地點、時間和事件。無法辨識臉孔，認不出配偶和子女。現實感消失，誤將電視劇情當真，甚至會去攻擊電視機。看到自己的倒影，誤以為是別

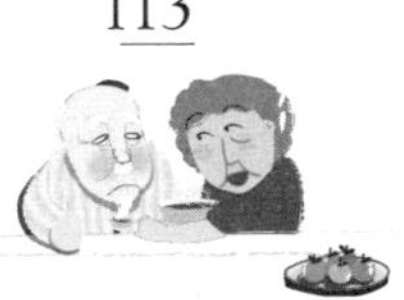

人，與之對話。

個性與情緒行為

個性變得非常幼稚，時而異常激動，時而呆滯冷漠。有些變得非常頑固，拒絕聽別人的建議。對周圍的人滿懷敵意而有攻擊行為，或出現吃肥皂、吃糞便等異常行為。可能因無法表達或聽不懂意思而生氣。情緒表達困難。

言語表達

喪失詞彙能力。無法理解訊息和指令。幾乎不說話，或不斷重複他人說的話。喃喃自語，無法與人應對，只能說得出幾個字，且毫不連貫也不相關，外界無法了解其內容。

行動

反應遲鈍，無法坐直、走路或站立，有行動障礙，導致長期呆坐、肢體攣縮。幾乎已無法自行外出，需藉助輪椅。

睡眠障礙

日間節奏紊亂，白天睡眠次數時間更長。經常嗜睡打盹，調節睡眠與清醒的能力退步。

日常執行能力

所有生活需求都需要他人照顧。吃飯只會用手指頭，或無法自己進食，需人餵食，可能有吞嚥困難。

穿衣及個人衛生

失去自我照顧能力，穿衣、進食或個人衛生等都需要別人的照顧。大小便失禁，需要穿上成人免洗內褲，或掛上導尿袋。

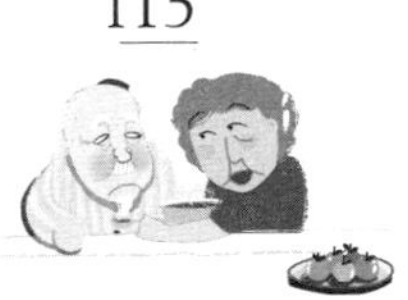

多樣精神行為症狀

臨床上的ABC

失智症有三個重要面向，在不同階段有不同表現。這三個面向是A（Activity of daily living，日常生活功能），B（Behaviors 行為），C（Cognitive function 認知功能）。

A是指日常生活功能的退化：如不會使用電話和電視遙控器，無法自己洗澡等。B是指行為問題（Behavioral problems）：指精神行為方面的困擾，如幻覺、妄想、躁動、日夜顛倒，甚至出現語言和行為的暴力。C是指認知障礙（Cognitive impairment）：如短期記憶障礙、迷路、抽象思考能力退化、判斷力下降而無法處理日常事務等。

認知功能障礙是失智症的核心，也是診斷的依據，會隨著病情演進而逐漸惡化。日常生活功能也會隨著疾病進展而漸漸減退。A和C的出現及變化都是家屬有心理準備可以接受的，但是B（行為問題）卻是許多家屬事先想像不到，而且產生極大照護壓力的面向。

失智症常見的精神和行為症狀

根據統計，失智症發病後的餘年約有六到十年，假如病人獲得完善的照顧，有些失智老人壽命甚至可以延長到十至十五年左右。其間有高達七成到九成的症患者至少有一種精神或行為症狀，臨床稱之為「失智症精神行為症狀」（Behavioral and Psychological Symptoms of Dementia，簡稱BPSD）。我們都知道失智症的起因來自於腦部病變或腦傷，當這些病變同時影響到掌管精神或行為的神經迴路時，就可能併發異常的精神行為症狀。

電影《鐵娘子》（The Iron Lady）中，已逝的英國前首相柴契爾夫人（Margaret Thatcher）晚年罹患失智症，時常產生幻覺與已逝的夫婿對話。她的症狀正符合失智症典型的併發症：幻覺、妄想與憂鬱等精神症狀。

不同類型失智症的精神症狀各有不同，具有個別差異。這些症狀可能在失智症病程中的不同時期出現，某些症狀可能在某個時期最明顯。下方表格列出的常見症狀，及各種行為和精神症狀出現的頻率，提供給讀者們參考。

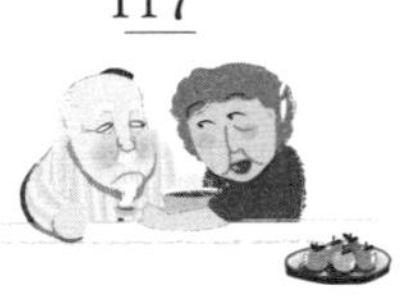

〔圖八〕失智症常見的精神和行為症狀

<table>
<tr><th>行為症狀</th><th>精神症狀</th></tr>
<tr><td>(1)活動的障礙：
1. 激動
2. 坐立不安
3. 遊走、迷路
4. 踱步
5. 尖叫
6. 哭泣
7. 咒罵
8. 重覆問同樣的問題或動作
9. 如影隨行地跟著別人
10. 喪失動力</td><td>(1)妄想和錯認：
1. 東西被人藏起來或偷走
2. 多疑
3. 長久以來住的地方不是自己的家
4. 配偶或照顧者是別人假扮的
5. 配偶或照顧者不忠
6. 配偶或照顧者遺棄自己
7. 認為已去逝的親人或朋友還活著
8. 認為鏡子中的自己是別人</td></tr>
<tr><td>(2)攻擊行為：
1. 言語攻擊
2. 肢體攻擊</td><td>(2)幻覺：
1. 視幻覺
2. 聽幻覺
3. 嗅幻覺
4. 觸幻覺</td></tr>
<tr><td>(3)食欲和飲食疾患</td><td rowspan="3">(3)情感的障礙：
1. 焦慮
2. 煩躁
3. 憂鬱症狀
4. 情緒起伏大／情緒高昂
5. 冷漠</td></tr>
<tr><td>(4)日夜顛倒或睡眠週期混亂</td></tr>
<tr><td>(5)不合風俗的行為</td></tr>
</table>

（資料來源：臺灣失智症協會《我會永遠記得你——認識失智症》）

〔圖九〕失智症的精神和行為症狀出現的頻率

症狀	出現頻率（%）
性格改變	可高達90 %
憂鬱	可高達80 %
行為問題	可高達50 %
攻擊／敵意	可高達20 %
妄想	20～73 %
錯認	23～50 %
幻覺	15～49 %
情緒高昂	3～15 %

（資料來源：臺灣失智症協會《我會永遠記得你——認識失智症》）

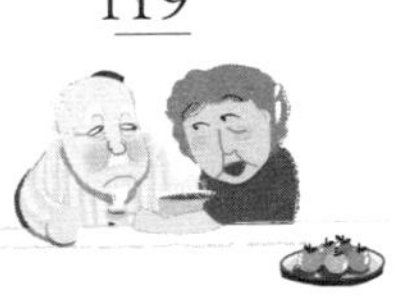

〔圖十〕不同類型的失智症所伴隨的行為和精神症狀之特點

類型	症狀的特點
阿茲海默症	常見的症狀包括冷漠、激動、憂鬱、焦慮、妄想、煩躁等。 幻覺和心情高昂較少見。
額顳葉失智症	最明顯的症狀是做事衝動、反覆做同一件事以及口出穢言，他們喪失了情緒、沒有病識感、自我中心、不在乎自我照顧、漫遊、重複別人的話或不說話。
路易體失智症	有較高的比例會出現行為和精神症狀，約有80%以上的患者出現重複、複雜的視幻覺，而錯認現象、錯覺、妄想也很常見，他們不僅會失眠，還可能有快速動眼期的睡眠行為問題。
血管性失智症	多為情緒問題，例如憂鬱、情緒起伏大、漠不關心等。

（資料來源：臺灣失智症協會《我會永遠記得你——認識失智症》）

老年憂鬱與失智

【荒井老醫師的故事】

荒井醫師一生熱愛醫學，視病如親。大約在八十歲那年，家人開始察覺他的記憶力變差，怕吵、怕煩甚至抱怨累，也學不會使用對講機或傳真機，這些情況以前都不曾發生過。

不久之後，荒井的身體出問題，頻頻喊牙痛，而且在看診時經常出錯，例如只需要拍兩張X光片，卻拍出二十張。八十七歲那一年，身體功能明顯走下坡，對任何事都失去興趣，不想工作、不想出門、體重急遽下降、大小便失禁，連走路都感到困難。

荒井醫師被診斷為阿茲海默失智症，不得已放棄工作，接受治療。令人驚奇的是，治療一年多之後，荒井醫師的病情逐漸好轉，開始對外界感興趣、會與人互動，生活又可以自理，雖然認知功能仍不算好，但比起之前已有明顯進步，回復到輕度阿茲海默症。

我們都知道失智症是不可逆的，為何荒井醫師卻能夠回復到輕度呢？經醫師診斷和分析，發現是憂鬱症讓荒井

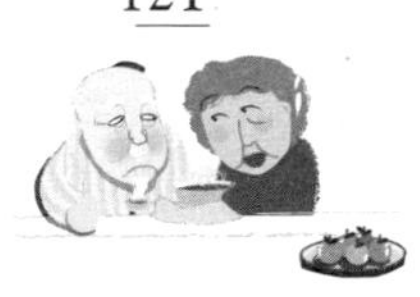

醫師的病情急轉直下，當他的憂鬱症獲得治療，其認知功能也相對明顯改善。

整體說來，荒井醫師在發病的前幾年，已經有輕微認知障礙及憂鬱徵兆，八十七歲那一年之所以病情急遽惡化，是因為他的憂鬱症惡化，但大家都以為是失智症變嚴重。荒井醫師從發病到好轉的過程，點出了較少為人注意的老年人憂鬱合併認知障礙的問題。

資料來源：《謝謝你，從阿茲海默的世界回來》

老年憂鬱容易被忽略

在荒井醫師的故事中，有幾點值得探討：荒井醫師為什麼會憂鬱？第一時間為何沒有診斷出來？

老年憂鬱症常見的前奏是身體疾病，如白內障、牙痛、骨折等，其中「疼痛」尤其常見。臨床上常看到老人家骨折臥床，兩、三個月後引發重度老年憂鬱症，食不下嚥、體重驟減十幾公斤，甚至興起強烈的自殺念頭。

這時就要盡快採用藥物治療，因為憂鬱症會加速身體的退化，認知功能急轉直下，讓患者處在更加困難的情境中。表面上，荒井醫師的身體很健康，年屆高齡依舊熱心看診，但他長期肩負看診的工作壓力，其實已經撐得很累，這時，一旦身體出現問題，就不容易調適，長期累積的壓力爆發出來，不知不覺陷入嚴重憂鬱。

荒井醫師為何第一時間沒有被診斷出憂鬱症？這點非常重要。過去臺灣的社區流行性病學調查，如果是派一般訪問員按照預設的題目去進行訪問，統計出來的老年人憂慮症人口比例小於1%，但國外常是5%到9%，甚至超過10%。

十幾年前，高雄醫學院在一項社區老人憂鬱的調查計畫中，改由專業醫生擔任訪問員，結果發現受訪者裡約20%有明顯憂鬱傾向。這麼大的結果差異，主要原因在於一般訪問員無法誘導受訪者說出真正的痛苦與感受。老人家通常不太會表達自己的情緒，如果訪問員只是照著題目唸，就無法獲得重要的訊息。

此外，一般來說，東方人比較不願在陌生人面前表露自己情緒。可以想見，身為東方人的荒井醫師也沒有向醫師主述自己的情緒問題，這應該是初診時未能診斷出老年憂鬱症的重要原因之一。

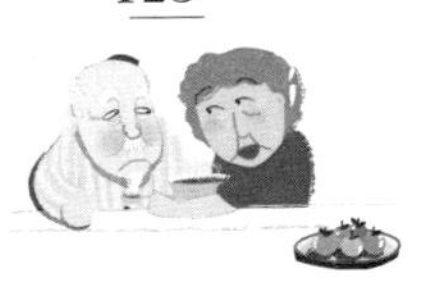

假性失智

老年憂鬱症的症狀表現，很容易與失智症混淆，因為兩者都可能表現出對周遭環境缺乏興趣，被動、遲鈍及缺乏生活的動機、注意力不能集中、記憶力不好、體重減輕、睡眠障礙、易激動等行為，必須小心區辨。若記憶力減退明顯，會被誤診為失智症，因此過去稱此狀況為「假性失智」。

臨床統計，有10%至15%老年憂鬱症患者，曾經被誤診為失智症。若對憂鬱症患者進行心理測驗，會發現他們的記憶、推論、工作速度及持續注意力等能力，在憂鬱症發生後突然減退，但幾乎沒有阿茲海默症常見的緩慢進行性之智能減退現象，生活技巧仍表現正常。

不過，部分晚發型憂鬱症（六十五歲後才第一次發生憂鬱症）的老人，之後會演變成失智症，因為他們的腦中有器質性的病變（如梗塞或早期阿茲海默症的變化），一開始先影響情緒，之後漸漸地走向失智症。因此這些人也不是真的「假性」失智，而是在憂鬱症發生之時，已經是失智症的前驅階段。

另一方面，大約有25%至30%的失智症患者會合併憂鬱的症狀。要觀察患者有沒有憂鬱症狀，在失智症的早期，可以透過門診會談來判斷，因為患者尚能表達其困擾；但隨著失智症逐漸惡化，憂鬱症越來越難被診斷出來，主要原因在於患者的語言和溝通能力退化。

憂鬱症與失智症的區別請見圖十一：

〔圖十一〕憂鬱症與失智症的區別

	憂鬱症	**失智症**
發病時間	較能確定	較難確定
病史	有憂鬱症的記錄	沒有病史紀錄
記憶	常強調其記憶不好	極力掩飾自己記憶不好
病程	進行快且不規則，無日夜差異	病程進行緩慢，且夜間較差
情緒變化	情緒早於記憶減退。會失眠、深自嘆息、哭嚎、自我貶低等	記憶力及智能的減退在先，情緒變化在後呈現冷漠無情或稍為憂愁
電腦斷層掃描 腦電波檢查	正常	在中末期時會出現異常
對問題之反應	通常為「不知道」	常為虛談或言語重覆
神經學檢查	少有異常	較多異常

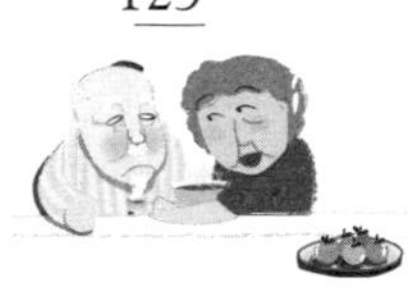

失智不是譫妄（Delirium）

憂鬱症很容易與失智症的某些症狀混淆，譫妄也是。

譫妄是一種老年族群常見且易被忽略的急性臨床症狀，通常與老年內科疾病有關，比如血糖過低、電解質不平衡、藥物作用、感染等。譫妄是一種急症，若不及時治療，在老年人的死亡率很高。即使治療，譫妄仍可能導致老年人身體功能下降、無法獨立生活或留下永久後遺症，特別要留意的是，失智症的長輩比一般老人更容易發生譫妄，也因此增加臨床鑑別診斷的困難。下表列出兩者的主要差別：

〔圖十二〕失智症與譫妄的差別

失智（Dementia）	**譫妄**（Delirium）
不知不覺發病，日期不明	急性，發病日期清楚
緩慢且持續進行	急症，病程數日至數週
不可逆	通常可恢復
定向感喪失發生在疾病中後期	定向力喪失發生在疾病初期
可能有失語症，表達困難	通常能表達，但語無倫次、胡言亂語

日與日之間症狀輕微變化	小時與小時之間症狀變化明顯
較少明顯的生理變化	明顯生理變化
注意力尚可	注意力明顯變差
需要長期治療且追蹤	急症治療為主

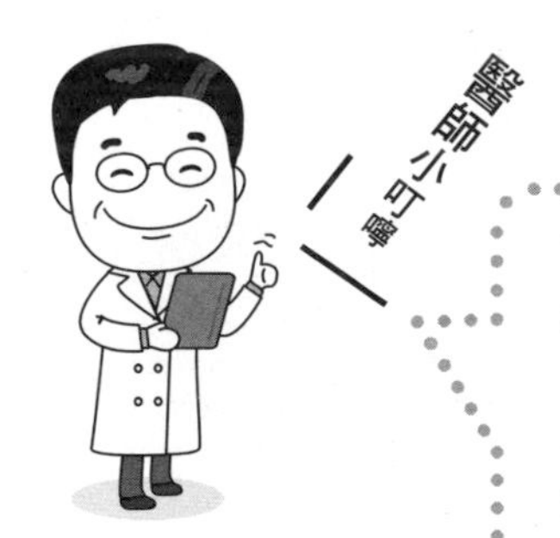

家中長輩到底是憂鬱？是譫妄？還是失智？有時真不容易分辨。當無法辨別時，建議及早就醫。憂鬱及譫妄是可以治療的，千萬不要拖延，以免錯過黃金治療期。

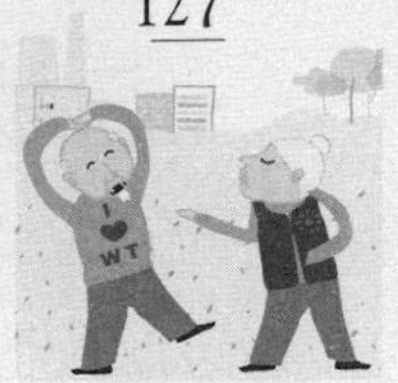

【第五章】

失智症的就醫與治療

雖然目前尚未有治癒失智症的有效良藥，
但是尋求就醫診斷，
始能獲得適當的協助與治療。

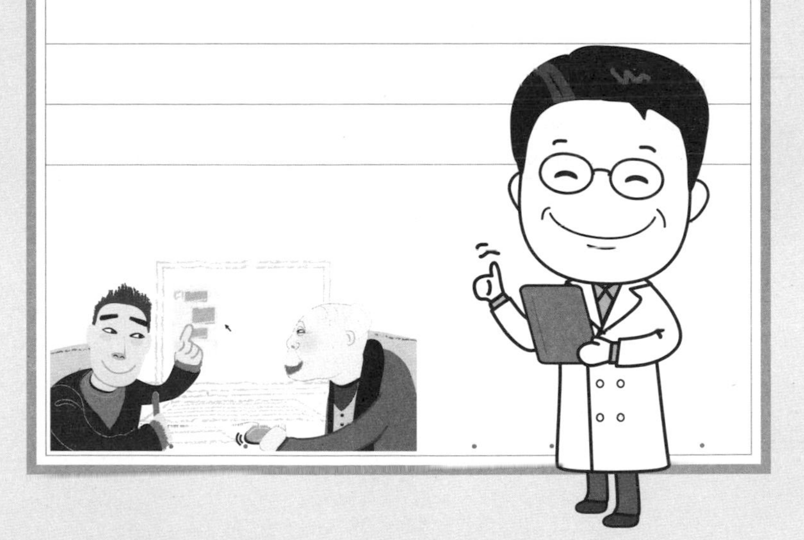

前美國總統雷根在八十三歲被診斷罹患阿茲海默症，直到卸任前夕才公布消息，外界推測他很可能早在公布的前十年就已經開始發病，周圍的人早就感覺雷根「怪怪的」，他常記不住官員名字，誤用文法、說話速度變緩等。有一次雷根問女兒一些事情，過了幾分鐘，又再問一次，完全不記得自己剛剛才問過同樣的問題。女兒驚覺父親的異狀，趕緊安排詳細檢查。

阿茲海默症的初期，很容易被忽略成老年健忘，雷根的症狀很輕微，又擅長以幽默感、機智來掩飾病徵，外界不易察覺。若仔細觀察的話，會發現雷根的病徵出現過非常多次，且次數越來越密集；阿茲海默症的早期情況就是這樣，患者的外觀完全沒有異狀，身體非常健康，日常功能也很正常，因此不易被偵測出來。

臨床醫師的建議是，只要稍有懷疑就應該到醫院檢查，如果這時候沒來篩檢，一旦進入中期，情況將飛速退化。雷根八十三歲被診斷出來，短短六年就完全忘了自己當過總統，最後連自己是誰都忘了，看著鏡子、照片不知道那是自己，讓人不勝唏噓。

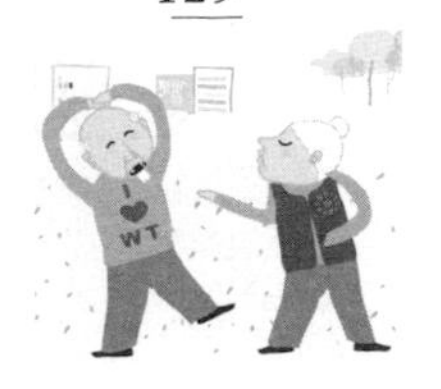

失智症如何尋求協助

透過不斷的社會教育，臺灣民眾普遍已經接受「失智症」是一種疾病狀態，而非自然老化過程的觀念。

過去，許多失智患者都是等到中重度的嚴重惡化階段，家屬再也無法照顧，才會安排就診或住院。但現在社會大眾對失智症已有警覺，越來越多患者在早期症狀剛出現的時候，就被家屬送來就診，這是很好的現象。

對醫師來說，如何進行鑑別、確認失智症的診斷，加以適當治療，並且協助家屬擬定照顧策略，是臨床所面臨的最大挑戰。

病史調查、正確診斷

不同類型的失智症患者，主要症狀都不相同。阿茲海默症常常在不知不覺中慢慢惡化，患者會不自主編造一些故事，來掩蓋記憶的喪失。相對地，血管性失智症常常呈現階段性的惡化，患者也可能有其他中風的症狀。路易體失智症的患者常有視幻覺及帕金森症的症狀。額顳葉失智的患者，則常有人格上明顯的變化。

因此，如何正確診斷及鑑別各種失智症，需要回歸到基本面——仔細詢問病史、發病過程，了解個案發病前後的行為表現，才能事半功倍。

醫師在門診時的診斷過程，可以參見圖十三。

首先要瞭解個案主觀及客觀的認知障礙。比如詢問是如何發現記憶不好？何時開始？是否影響到日常生活的自理能力（如獨自購物、到銀行處理財務、烹飪等）？其次要排除譫妄、憂鬱、藥物及其他身體疾病因素造成失智的可能，因為這些情況是可能治癒的，並非原發性失智。接下來則進行相關的身體檢查、神經學及精神狀態檢查。若仍懷疑是失智症或失智症前驅期，則進行標準的檢測流程，包括認知測驗及實驗室檢查。

1. 認知測驗

最常用的篩檢工具為「簡易智能檢查」（MMSE）。這不算是一個非常敏感的測驗，有些高學歷的失智症患者，還可能拿到滿分，讓醫師跌破眼鏡。不過，對一般患者還算適用。

在MMSE顯示出智能異常的個案，若想更進一步分辨是哪一部分心智功能受損，可以進行完整的神經心理學測驗，包括記憶、語言、抽象思考能力、空間辨識能力、視覺和運動協調能力等，所需時間大約一個小時。

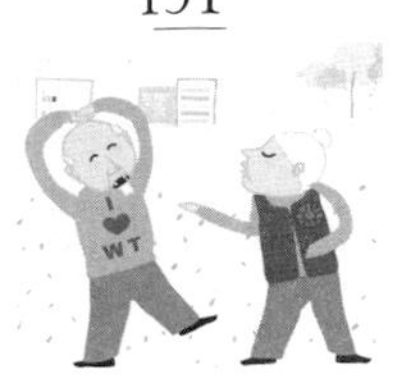

〔圖十三〕診斷失智症的一般流程

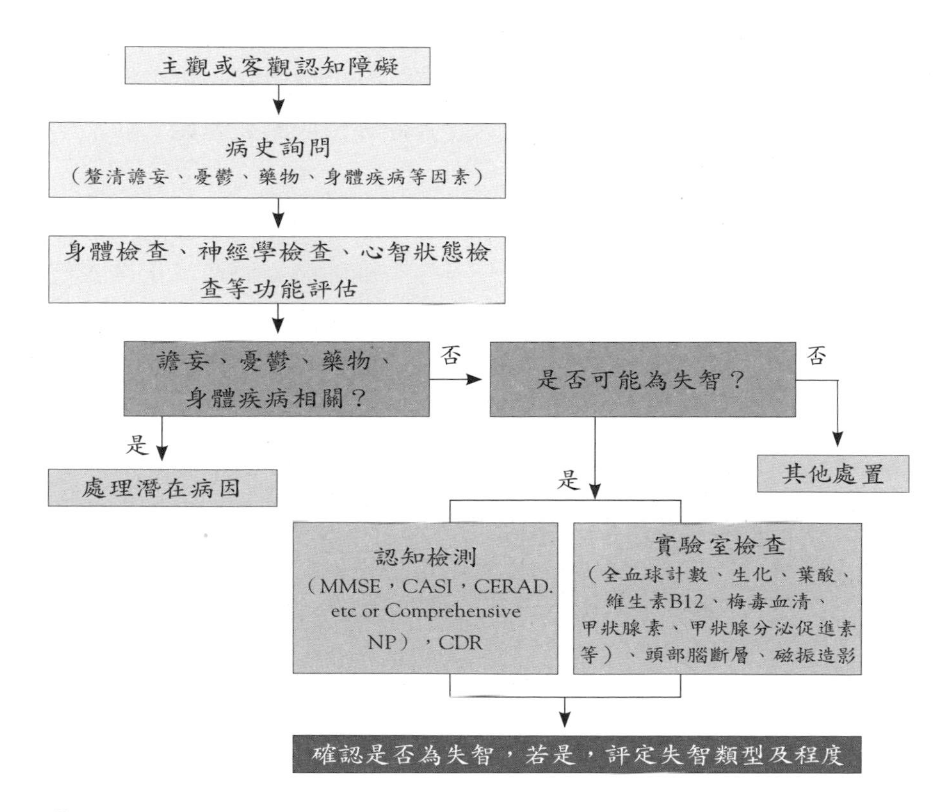

備註：

簡易智能檢查：Mini Mental Status Examination; MMSE
知能篩檢測驗：Cognitive Ability Screening Instrument; CASI
CERAD神經心理測驗：Consortium to Establish a Registry for Alzheimer's Disease neuropsychological Battery; CERAD neuropsychological Battery
臨床失智症評估量表：Clinical Dementia Rating; CDR
完整神經心理功能評估：Comprehensive neuropsychological Test; Comprehensive NP

2. **實驗室檢查**

必要的常規檢查包括血液檢查、生化檢查（肝腎功能）、維生素B12及葉酸濃度、甲狀腺功能、梅毒血清檢查。抽血的目的在找出因上述原因造成的失智症，並及早對症治療。

此外，多數醫師還會選擇腦影像檢查（電腦斷層或核磁共振造影），來找出是否有腦腫瘤、血塊或正常腦壓水腦症等可逆性疾病。腦波、腦脊髓液檢查（排除晚期梅毒、慢性腦膜炎如隱球菌、結核菌等感染）、正子攝影（PET）等，則需視病情之需要才會安排。

此外，還需評估日常生活功能，來了解個案在日常生活中的各種能力。最常用的兩種評估工具是日常生活功能量表（Activity of Daily Living, ADL）與工具性日常生活量表（Instrumental Activity of Daily Living, IADL）。

日常生活功能量表內容包括日常飲食、洗澡、穿衣等基本功能，工具性日常生活量表則是評估較需要技巧、判斷的功能，如打電話、使用遙控器、到銀行處理財務等。依照量表的評估結果，可以作為個案失智症嚴重程度的參考依據。

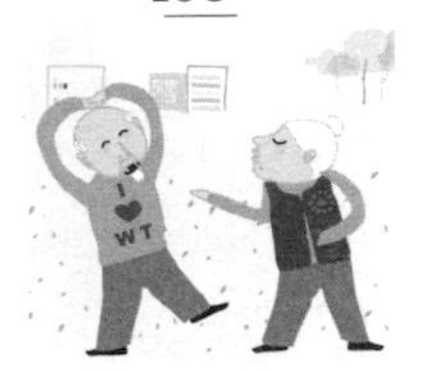

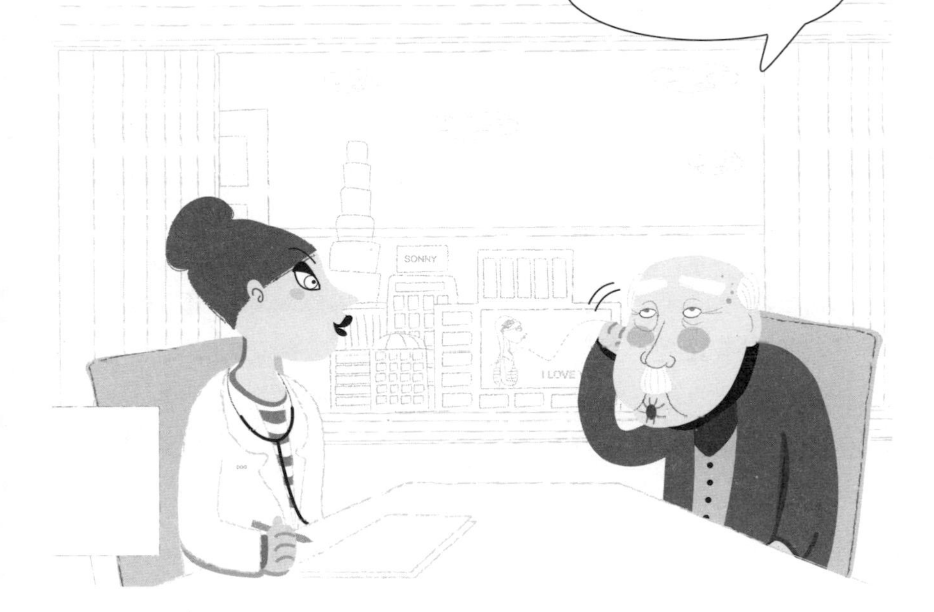
你記得何時開始記性不好嗎？記得怎麼去銀行存錢嗎？
我不太記得了……
SONNY

醫｜學｜小｜常｜識

哪裡找得到失智症診療醫師與相關協助？

・失智症門診

各大醫院的精神科、神經科都可以掛失智症門診，但一般大眾掌握的資訊有限，要如何找到適合自己的失智症專業醫師呢？

臺灣臨床失智症學會為提高失智症診療的專業水準，訂定「失智症診療醫師推薦辦法」，凡持有衛福部認定之專科醫師證書，且持續從事失智症醫療保健工作至少一年以上，並且通過該學會主辦之「失智症核心課程」與「神經心理學測驗暨失智症評估訓練課程」者，皆可登錄至「失智症診療醫師推薦名單」，以提供給民眾參考。

推薦名單可至臺灣臨床失智症學會網站查詢：

http://www.tds.org.tw

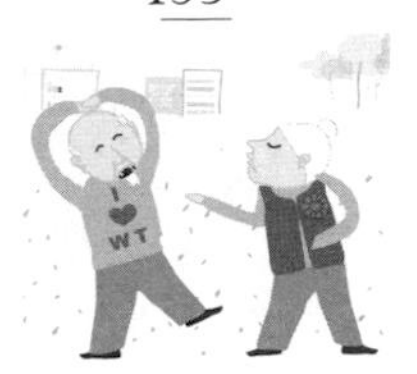

・失智症諮詢專線

臺灣主要有三支失智症諮詢專線，二支均由臺灣失智症協會承辦，一支由康泰醫療教育基金會承辦：

1. 臺北市失智症專線：1999轉5880（二十四小時服務專線）。
2. 全臺失智症協會服務專線：0800-474-580 （失智時我幫您），服務時間：早上九點至下午六點。
3. 康泰醫療教育基金會失智關懷服務組：（02）2365-7780分機14。

藥物治療的現況

失智症是不治之症嗎？有藥可醫嗎？這是很多患者及家屬的共同疑問。

失智症是一種慢性疾病，將伴隨老人家長達幾年到十幾年，過程中會發生很多令人困惑、煩惱、痛苦的症狀或行為，須先進行正確診斷、確認失智症屬於哪一類型之後，才能針對病症給予適當的治療方法。

哪些失智症有藥物控制？

阿茲海默症、血管性失智症均有藥物得以延緩病程。其他退化性失智症仍無有效控制的藥物或方法，僅能針對精神症狀來治療。

常見的藥物治療有三類：一是改善認知功能，二是治療精神病症狀，三是治療憂鬱症狀。這些藥物無法根治疾病，或恢復已經受損的大腦細胞，只能延緩疾病的惡化，或讓患者的情緒、行為、精神症狀等問題獲得改善。雖然藥物可以延緩退化的速度，但無法逆轉病情。

關於改善阿茲海默症患者認知功能的藥物 Tacrine（牛磺酸），一直到1992年才被研發出來，但它具有明顯

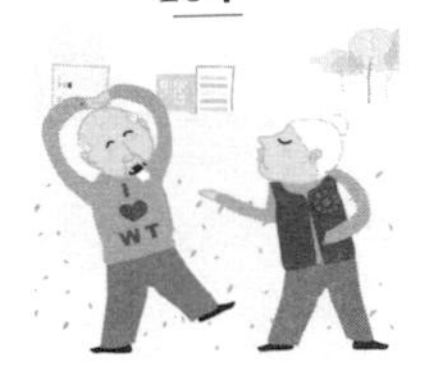

的肝毒性，並沒有被廣泛使用。目前最常使用的乙醯膽鹼酯酶抑制劑，包括Donepezil、Rivastigmine、Galantamine等，這三種藥物主要是針對輕度和中度的失智個案，已被證實可以延緩病情大概半年到一年。

這類藥物可以促進記憶力及認知能力，延緩記憶的喪失，有助於患者執行日常起居所需的動作。但是它們並無法治癒阿茲海默症，只能減輕和延緩症狀。有些個案在服用上述藥物後，會產生腸胃症狀以致於無法繼續治療，因此Rivastigmine後來發展貼片劑型，貼在背部，以避免腸胃不適的症狀。

另外有一個不同作用機轉的藥叫做memantine，被允許用在中重度阿茲海默症的治療。此外，目前至少還有十七種治療阿茲海默症的藥物，正在等著美國食品和藥物管理局認證。

至於血管性失智症的治療，則以避免血管再度阻塞或出血為原則，所以常會使用避免凝血的藥物（如阿斯匹靈），並積極治療相關的危險因子，如高血壓、高血糖、高血脂等。學界正在持續努力，希望有一天可以為失智症的治療找到讓人振奮的曙光。

醫｜學｜小｜常｜識

失智症藥物健保給付標準

健保署繼調降失智症藥物價格之後，2013年8月1日起改變給付條件，如果患者的簡易智能檢查（MMSE）得分和前一年相比，退步在兩分以內，就可繼續給藥，包括Donepezil、Rivastigmine、Galantamine和Memantine等。由於神經系統藥物單價昂貴，健保目前一年支付失智症用藥費用約七億元。

臺灣失智症協會估計，國內失智症患者達十七萬人，隨年齡升高，失智比率越高。目前藥物雖無法讓受損的腦細胞恢復，但可改善患者症狀，增進生活品質。

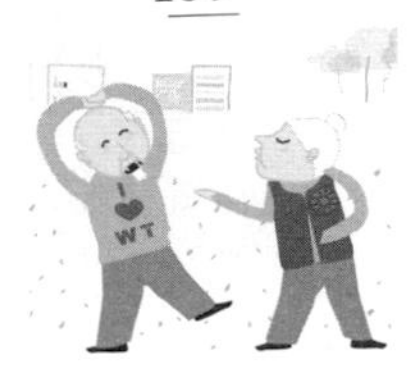

抗精神病藥物

失智症患者常會併發精神性疾病，有些人會出現幻覺（如幻聽、幻視）或妄想，以為他現在居住的空間不是他的家、身邊的人也不是他的家人。每天被患者這樣「亂」下去，讓家人感到很無奈。

有一對老夫配少妻的患者，先生已高齡八十歲，得了阿茲海默症，天天懷疑四十歲的老婆有外遇，引起很多困擾。老翁為了阻止妻子外遇，不顧自己年事已高，每晚強迫妻子做愛做的事，老婆受不了，求醫師說「如果你不幫我解決這個問題，我就要離婚」。

失智症伴隨妄想的情況很常見。我認識的一對老夫妻，先生八十七歲、太太八十二歲，老先生懷疑老太太與對門賣麵的老闆有染，認為妻子去買麵都是另有目的。賣麵老闆是五十歲的中年男子，不太可能對八十二歲老嫗有興趣，但老翁還是每天把妻子看得緊緊的，不讓妻子出門。好好的一個人被關起來，每天面對八十七歲的多疑老翁，結果老太太罹患了憂鬱症。

這兩位老翁的情況，是失智症相關的妄想症狀。適當的抗精神病藥物能夠有效改善這些症狀，但矛盾的是，根據短期的研究顯示，抗精神病藥物用在失智症老人身上，可能會增加一點死亡或中風的風險，機率大約增加1%。

所以美國食品與藥物管理局規定，藥廠必須清楚標明服用這類藥物對於失智症老人可能造成的風險。專家建議若一定需要用藥，在處方之後，醫師每三至六個月要對藥物重新評估，確定患者是否仍需繼續使用。

原則上以非藥物治療為主（如調整作息、運動、音樂治療等），抗精神病藥的使用以短期為原則。

抗憂鬱劑

用抗憂鬱劑治療失智症患者的憂鬱症狀，目前尚未確定其療效，主要原因之一是老年憂鬱的成因複雜，未必單純由腦病變造成。比如有些人是因為沒錢而憂鬱，有些是因健康狀況惡化而憂鬱，另外常見的是因為與子女相處的衝突而憂鬱，這些都難以單用抗憂鬱劑就治療成功。

不過實證研究指出，正向的人際活動與運動可改善輕至中度的憂鬱。而重度憂鬱者接受藥物治療可加速恢復。常用的藥物有血清素或腎上腺素回收抑制劑（SSRI或SNRI），需要由專業醫師根據個案情況選擇最恰當用藥及劑量。要注意的是，這些藥常會產生腸胃不適的副作用，而且常在抗憂鬱藥效出現前就發生，所以使用時要從低劑量開始，然後視情況漸漸加量。

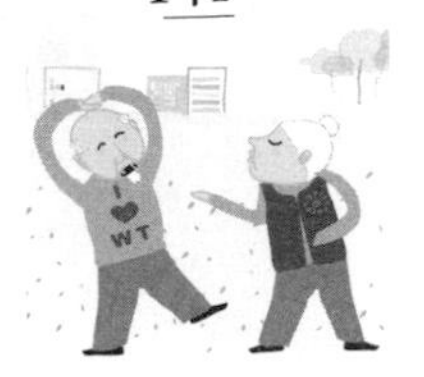

失智症需要藥物治療嗎？

雖然目前並無任何一種藥物可以完全治癒或阻止失智症的惡化，但只要能靠藥物來延緩發病，就有機會減少罹患失智症的人口，減輕社會負擔及失智症照護醫療支出。從醫師的立場，當然會鼓勵患者服藥。

阿茲海默症患者通常很安靜，坐著發呆一整天，吃了乙醯膽鹼酯酶抑制劑之後，有些患者的情況會轉好，本來很安靜的人突然變得很有活動力。有了精神之後就想要出門走一走，無論是騎摩托車、去銀行提款等，這些動作經常驚嚇到家人，擔心患者外出會闖禍或發生危險。

另一個例子是有位老太太每天都覺得窗邊有位天使陪伴她，因此她覺得蠻開心的也沒有造成困擾，這種幻覺需要用抗精神病藥物治療嗎？如果治療，也許會產生副作用（如中風）。

儘管這種情況的個案不多，但我們不得不去思考倫理上的爭議。當我們治療患者、讓病情變得比較好的同時，也等於增加家屬照顧上的難度，這樣的過程往往會產生倫理的兩難。尤其抗精神病藥物還會增加失智症患者的中風和死亡風險，這也是家屬會擔心的。

也許讀者接下來會問：那可否不吃藥呢？

事實上，如果不治療有精神病症狀的失智症老人，也會有很高的風險，例如他整天發脾氣、懷疑家人、半夜跑出去等，這些情況都有可能發生意外。如果不以藥物減緩症狀，照顧者及家屬將日以繼夜地疲於應付失智症患者的「不受控行為」，久而久之，自己說不定也會罹患憂鬱症。事實上，美國匹茲堡大學在2013年的一項長期追蹤研究顯示，就最後導致患者死亡或送入安養院的相關因素來看，精神病症狀的影響比抗精神病藥更顯著。

這是用藥上的兩難。

一般來說，選擇用藥能夠減輕家人壓力，緩和照顧者的困擾，對患者的生活品質也有幫助，因此多數醫師在面

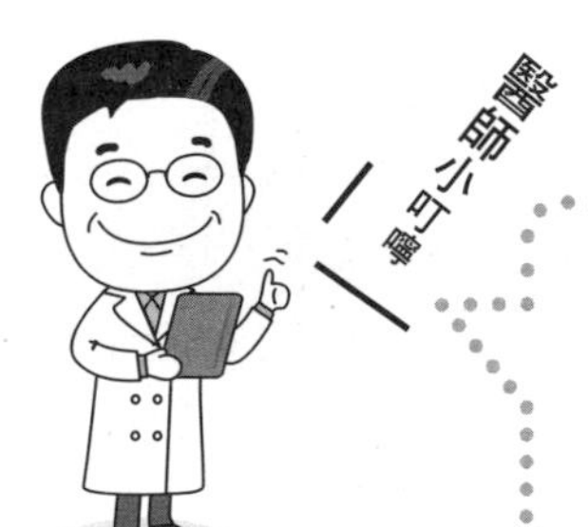

使用藥物難免有各種副作用，患者和家屬要留心觀察服藥後的變化，若有必要，可以跟醫師保持討論。

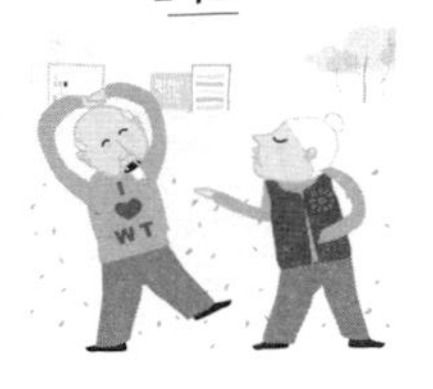

對嚴重精神病症狀的失智症老人，還是會選擇用藥，並且在開立處方之前，向家屬仔細分析用藥的風險，盡量減輕用藥量，並搭配非藥物治療，一旦患者病況好轉，或家屬照顧能力提升後，就可以立刻減藥或停藥。

多年治療失智症個案的經驗讓我知道，其實以現階段的醫療水平而言，這些藥物無法根治失智症，因此治療的最重要目標應該是讓長者能平安舒適，而非延長壽命或恢復記性。

非藥物治療

由於目前尚無有效的藥物可以治癒失智症，因此搭配非藥物療法來延緩失智症患者的退化也很重要。

整體來講，最重要的有四點：

1. **運動**：規律的運動，例如每日三十分鐘快走。老年人可以量力而為，循序漸進。
2. **腦部認知活動**：包括各種認知訓練、社區大學上課、學習新知等。
3. **社交活動**：與人互動能活化大腦，規律的社交活動，尤其是相互關懷支持、助人及靈性提升的活動，助益更大。
4. **適當的飲食**：一般推薦地中海式飲食。泛指希臘、西班牙、法國和義大利南部等地中海沿岸的南歐各國以蔬菜水果、魚類、五穀雜糧、豆類和橄欖油為主的飲食風格。研究發現，地中海飲食除了可以減少罹患心臟病的風險，還可以保護大腦免受血管病變損傷，降低發生中風和記憶力減退的風險。

其他如懷舊療法、音樂治療、芳香療法、寵物治療、藝術治療等，都有成功減緩記憶力退化的報告。環境的調

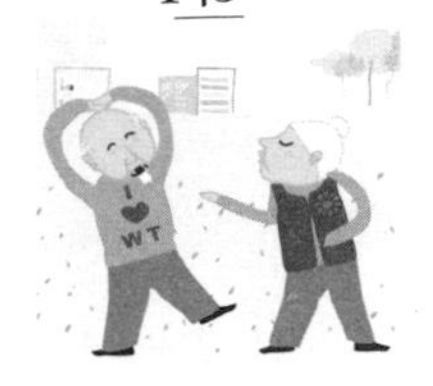

整（提供熟悉的、穩定的、有安全感的環境）、行為治療、針對照顧者的教育和支持團體，也是失智症非藥物治療的重要一環。

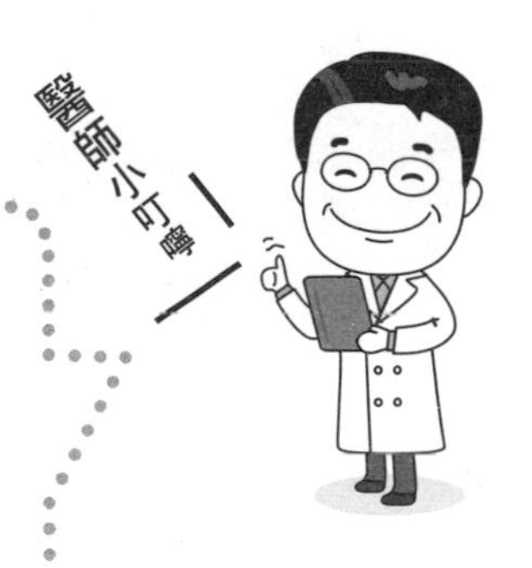

預防及減緩失智的五大重點：

1. 規律的運動。
2. 經常進行腦部認知活動。
3. 保有社交生活。
4. 適當的飲食。
5. 積極避免心血管疾病（如高血壓、心臟病、中風等）。

醫｜學｜小｜常｜識

機構照護的新趨勢——懷舊治療

失智老人經常遺忘近期記憶，卻能夠清楚回憶年輕時期的點點滴滴。由於這樣的疾病特性，現在的養護機構常會安排一間鄉村室、婚禮室、柑仔店等，裡面放斗笠、鋤頭、木床等傳統生活用品，重現早年農村風光。

這是一種以個案為中心的「懷舊治療」，目的在幫助失智老人延緩病況惡化。原本躁動不安的失智老人，一旦走進童年、青春時期熟悉的生活場景，心情就變得很快樂，讓他彷彿重新「活過來」，開始摸摸弄弄，回憶起許多生活和遊戲的技能。

新聞曾報導新北市淡水區有一位失智老人，年輕時靠一間腳踏車行養活了全家大小。當他發病之後，很多事情都不記得了，家屬因無法照護遂將老先生送到養護中心。沒想到，老人的修車技藝依然記憶猶新，有好幾次，他都默默修好醫院員工小孩的腳踏車，消息傳開後，員工們偶爾也會主動請老人幫忙修理單車零件。

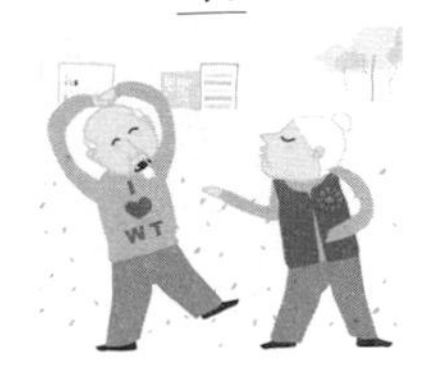

醫院遂決定在病房內「開一間腳踏車行」，老人如魚重返水中，可以再度幫人修車，彷彿重新找回自己的一部分，家人也認為重拾修車技術，讓老人家病情明顯好轉。

這是結合職能與環境治療照護失智長者的成功案例，根據過去的生活經驗，重塑情境，可以幫助患者紓解情緒，恢復自尊與自信，減緩失智症的惡化。

【第六章】

失智症的倫理與法律議題

如何讓失智症者有尊嚴、自然安適地走完人生路程，需要及早與家屬及患者共同思考、安排。

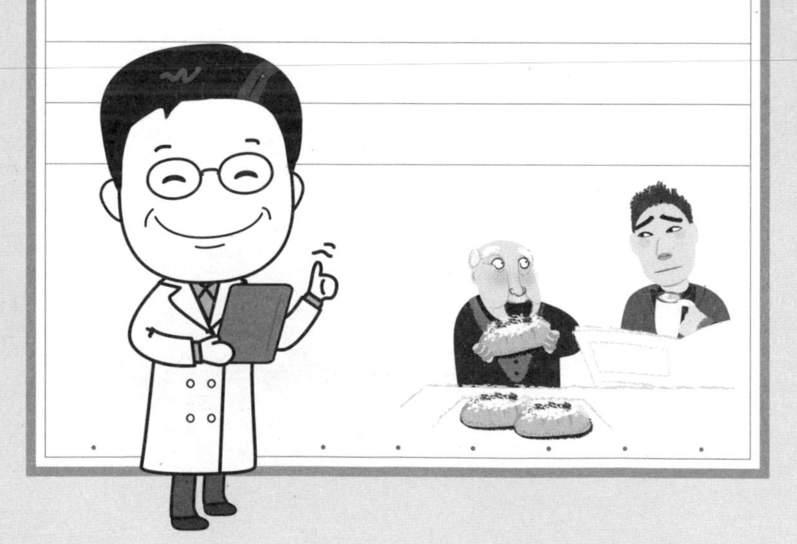

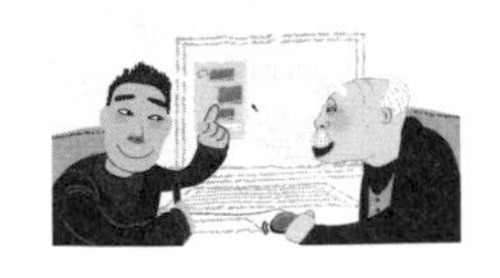

近年來，社會大眾對於失智症的重視和瞭解，與日俱增，警覺性也提高不少。但是，失智症被污名化的負面印象，依舊深植人心。倘若不幸真的罹病，患者與家屬除了要面對心理的衝擊，還要克服病程惡化過程中的調適和照顧問題，以及疾病末期的安寧療護，這些都牽涉到許多困難與重要的倫理與法律議題，包括下列三大方面：

（一）診斷告知的倫理考量。

（二）照護的挑戰、原則及倫理議題。

（三）財產、醫療及行為能力的法律議題。

診斷告知的倫理考量

失智症意味著人生將面臨無力挽回的巨大改變，當被確診罹患失智症之時，驚嚇、否認、憤怒、悲傷和失落等情緒，如排山倒海而來，有些患者和家屬難以平靜接受這樣的診斷。

在震驚平撫之後，尤其是輕度的、早期的失智症診斷，部分家屬常會猶豫：應該誠實告知患者病情呢？還是選擇不告知，讓患者免於擔憂和悲傷？

「如果你的親人罹患失智症，到底要不要告訴他？」這樣的遲疑，令人聯想起早期人們面對癌症的情況。二、三十年前癌症治療技術尚未進步之時，多數家屬會選擇保密，不敢揭露病情，以免加重患者的心理負擔。而今，有些癌症已能透過治療獲得控制或痊癒，改變了人們對於癌症的觀念，治療癌症的醫師現在大概都不會隱瞞，反而會鼓勵患者以樂觀態度面對治療，學習與癌共處，提升治癒的希望。

告知或不告知

現代的醫學倫理基於誠信、病情隱私、患者自主性的

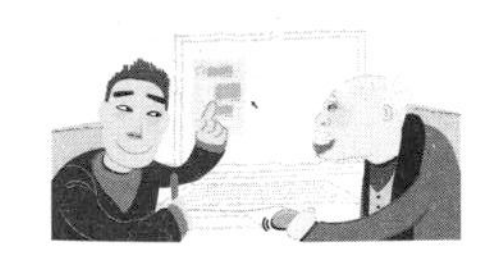

原則，臨床醫師通常比較傾向要告知患者真實的情況。

失智症患者有知的權利，有權利得到可信的診斷、接受完整的評估與資訊，來為自己的健康和治療做出最正確的決策。尤其在大腦功能損害不嚴重的早期階段，若能夠坦誠告訴患者實情，患者才有機會去思考未來要怎麼辦，及早享受剩餘的清醒時光，規畫財產的運用與分配，安排法定代理人，評估是否參與治療計畫或臨床藥物試驗等。

失智症有如一條不歸路，病情只會逐漸退化，很難有根治的希望。對部分患者來說，的確是青天霹靂。基於減少傷害的原則，也有一派醫護人員認為，如果評估患者無法承受這樣殘酷的訊息，那就應該適度隱瞞，以免引起不良的後果。

不告訴患者診斷的理由，包括擔心患者過度傷心、憂鬱、絕望甚或自殺，或患者沒有能力理解這個疾病，以及無法接受不治之症的事實等。

希望怎麼被告知

事實上，患者對於診斷結果的反應，有時取決於他的病情是如何被告知的。

因此，醫療人員必須妥善處理告知的過程，考量患者的個人特性、家庭條件、社會觀念及文化民情等因素，在告知病情之前，最好先諮詢家屬意見，取得同意與共識，以漸進的溫和語氣解釋相關訊息，傳遞正向希望給患者。

由於每位患者與家屬對失智症的了解與接受程度不一，為了避免造成負面衝擊而導致傷害，臨床醫師通常不會直接公布病情，而是用婉轉中性的說法，例如「記憶力明顯減退」、「看起來記性不太好，可能需要治療」等用語。若病人或家屬沒有特別追問，醫師通常不會當著患者面前直接宣布，而是一邊說明，一邊觀察患者或家屬的反應，視情況來拿捏當下應該如何表達，再決定是否要明確告知失智症的診斷。

當然，每位醫師的做法都不一樣，最主要是必須考慮到每位患者和家庭的情況，而有不同的策略。但疾病和治療是無法迴避的，因此目前醫界普遍都認為，還是應該要向患者委婉說明清楚，才有機會針對患者的疑問來仔細回答，預先規畫未來應該注意的事項，最重要的目標，就是跟患者和家屬一起同心協力，面對未來的療程。

1.國外的調查，民眾的矛盾心態

國外在二十年前曾有一項研究，結果很有趣。高達83%的失智症照顧者「不希望患者知道病

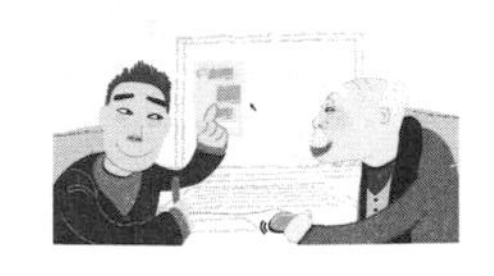

情」，但問到「如果你自己罹患失智症，會不會希望被告知？」結果高達71%的人如此希望。

這是非常矛盾的心情。若自己有病，會希望醫師坦白相告，換成家人罹病，則希望隱瞞，不捨得患者傷心。

英國媒體也曾經報導一則針對臨床醫師的問卷，結果發現有40～50%的醫生會告知病人，20%認為告訴病人沒有好處，選擇不說。可是，當問到醫師自己若有失智症時，想不想知道？有73%的醫師希望能被告知，以便為疾病預作準備。

2.臺灣的調查，失智症予以正名

隨著醫療人性化的發展，這種「告知與不告知」的矛盾似乎漸漸減少。2005年，臺北榮民總醫院神經醫學中心臨床心理師林克能等人，針對臺北榮總門診的家屬問卷調查，回收的一百五十份問卷中，「當自己不幸患有失智症時」，幾乎全部的受訪者（97%）希望醫師坦白告知，僅有3% 的人不希望知道。有93%希望醫師把疾病診斷告知家人，5%不希望家人知道。若是家人患有失智症，76%願意醫師告知患者，近四分之一不願意讓患者知道。

至於告知病情的方式，26%希望醫師使用「記憶力退化」來告訴患者，21%希望使用「失智症」，17%認為用「年紀大了記憶力差一些而已」，11%希望用「退化」，11%希望用「自然老化」，4%用「阿茲海默症」，只有0.7%（一位家屬）用「痴呆症」。

大約在二十年前，失智症被稱之為「癡呆症」，讓此疾病被污名化，在民眾心裡產生排斥感。直到約十年前始更名為「失智症」，表示是「失掉智能」而非「癡愚呆笨」，以示對失智症患者的尊重。此後，社會大眾對於失智症的態度終於轉變，對於相關的醫療和社會福利等權益也越來越重視。

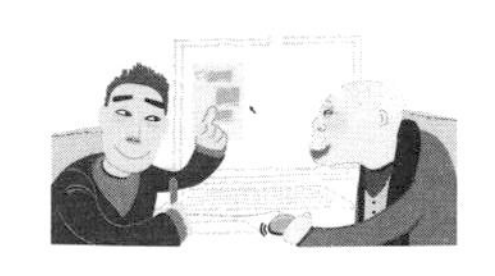

照護上的挑戰及因應原則

腦部退化或受損會導致一些特殊行為，最常見的是個性變得容易激動。失智者的煩躁情緒，偏離常軌的不合理行為或言語，常令照顧者深感壓力和困擾。

照護失智者是充滿挑戰性的工作，照顧者常會被失智者的某些言行激怒，需要社會大眾給予更多的理解和支持。例如很多失智老人會吵著說：「這裡不是我家，帶我回家」，如果照顧者不懂，堅持跟他爭辯：「這明明是你的家，不要亂說」，兩個人就會吵起來，到最後兩人都可能作出衝動的行為，變成家屬虐待老人，或是失智老人毆打家人，惹得家人越來越生氣，拒絕再照顧，衍生出很多問題。

但若從失智長者的角度來思考，這些怪異的、拒絕的、生氣的舉動，其實都不是故意胡鬧，而是因為疾病，讓他搞不清楚自己的行為，有如小孩一樣，因此要長者安安靜靜配合做事有時是很困難的。當長者吵鬧著要吃東西、不要洗澡、或想要出去逛街，照顧者若厲言怒斥，失智老人的心靈上還是會有創傷，這些都是照顧失智者很辛苦的過程，外人除非親身體會，否則很難理解。

最重要的是正確的評估

失智者的行為問題有各式各樣，多變又複雜。如何去辨識行為？如何去推測行為背後的原因，這叫作行為評估。評估之後，接下來是適當處理，以及如何預防。

有些失智症照顧中心為了擔心老人走失，會將房間上鎖，我曾經看過一位護理長如何成功解決了失智老人「吵鬧」的問題。這位老先生一直吵著要人開門，護佐聽不太懂老人家說的話，不知道他為何這麼吵鬧，兩個人雞同鴨講，老人一直用身體去撞門，屢勸不聽，護佐快要受不了，想要給他打針睡覺。這時剛好經驗豐富的護理長回來，她只做一件事情，就是拉著阿伯的手，坐到椅子上，仔細地詢問他想要做什麼，最後終於聽出來阿伯想要出去

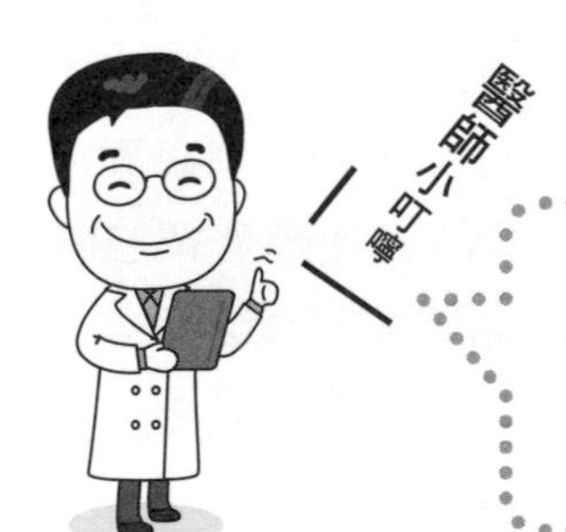

照護失智症者有如長跑，照護者本身需要強大的耐性、技巧，也需要許多人手提供喘息服務。

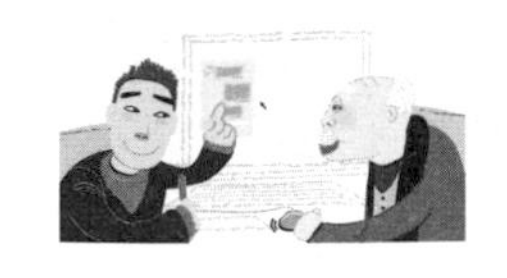

吃一碗牛肉麵，於是請人帶阿伯去附近吃麵再回來，阿伯就不再吵鬧了。

當患者處在激動情緒時，若沒有了解其激動的原因，在照顧水準比較差的機構裡，通常是把患者約束起來打針，強迫他安靜。如果是發生在家裡，家人不清楚患者的需求，雙方往往會大吵一架，場面越弄越亂。

另一種常見的情況是失智老人突然坐立不安，走來走去，整個人不舒服，他因為失智，無法表達自己的狀態，如果家屬或照顧者沒有經驗，只注意到他一直走來走去，擔心他碰到東西或跌倒，最後或許也是以吃藥讓他安靜。可是，他可能真正的原因是三天沒上大號，肚子絞痛卻說不出來。

照顧失智老人很像在照顧三歲以下小孩，他們不大會表達只會哭鬧，我們不可能用打罵的方式對待，但是卻常常會失去耐心，責怪他們為何亂動、一直要出門、為何不好好地坐著或躺著，其實他的不安定可能的原因很多，包括生理（比如腹痛、饑餓、藥物副作用），心理（比如擔心害怕某些事），環境（比如換了新房間或噪音很吵），我們必須努力找到真正的原因，才可以準確處理。

失智症的基本照護原則

以下幾點照護原則，可以有效協助對失智長輩的照護：

1. **尊重：**有些失智症患者經常出現孩童一般的言行，照顧者便容易把患者當兒童對待，比如對患者說：「來，乖，來吃東西」，或者當著別人面前幫他們換衣服、褲子。更糟的是把這些失智患者汙名化或妖魔化，叫他們「老番癲」、「瘋子」等等。試想，如果有一天我們也失智了，被家人這樣對待，我們心裡作何感受？從稱呼開始，以憐惜尊重的心情與這些長輩互動，當他們孤獨、畏縮、憂鬱、疑心時，給予體諒與同理。有時候可以適當安撫，如握握手、輕拍肩背、擦乾眼淚等。也因為發自內心的尊重，能夠容許長輩在安全範圍內擁有限度的自由，不因為他們退化了，就把他們關起來，或是加諸過多限制。
2. **完整評估患者的能力：**分析患者還有甚麼能力相對較好，通常患者過去熟悉的事務或嗜好、習慣，會是比較保留好的能力，這些能力一方面可以用來幫助患者生活，同時也可以幫助他打發時間。比如有些老太太過去擅長編織，即使失智了，還可以有限

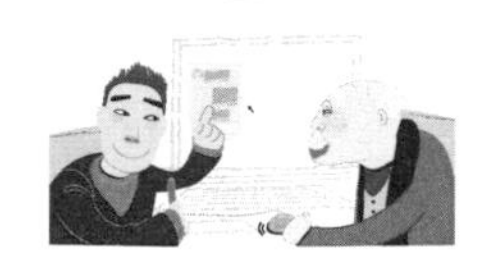

度地編一些東西，即使已經做得沒以前好，但仍可以讓患者過著有意義的生活。新聞曾經報導過一位失智長者本來以修理腳踏車為業，照護人員在他失智後，仍幫他安排一個簡易腳踏車店，讓他可以繼續修理腳踏車的工作，他變得很快樂而有成就感，每一天都充實而有意義。

3. **仔細評估患者的弱點：**有些患者部份能力損害得特別厲害，會產生相對應的危險，這時候就需要特別加以保護。比如有些患者方向感、空間感損害嚴重，一出門就迷路，像這樣的老人，就有必要在他出門時陪伴他，也許晚上房門要上鎖，避免患者半夜跑出去，因迷路而走失。
4. **建立規律的作息跟生活方式：**因為失智長輩能力減損，無法過複雜的生活，重覆、規律的生活方式，對失智長輩而言較容易適應，也因此不建議經常更換失智長輩的住所、房間擺設、照護人員等。
5. **與失智長輩溝通時要言簡意賅：**因為他們的理解力下降，所以說話內容不要太複雜，一句話只講一個概念，以利患者理解。

最後，因為每個失智長輩的狀況都不一樣，每個家屬的情況也不一樣，所以建議家屬或照護者，都要參加相關的家屬團體或聯誼會，廣泛學習照護技巧，藉由此類的組織的力量，分享彼此的經驗及互相支持。舉例來說，當失智老人吵著要回家，女兒便一直與患者爭辯說：「這裡就是你家，還要去哪裡？」並因此憤怒不已。後來到家屬團體中，聽到其他家屬分享，照顧者不需要跟患者爭辯，不妨就帶他出去走走，繞一圈回來後，失智者因為健忘，早忘了剛才說過的話，這個問題就解決了。

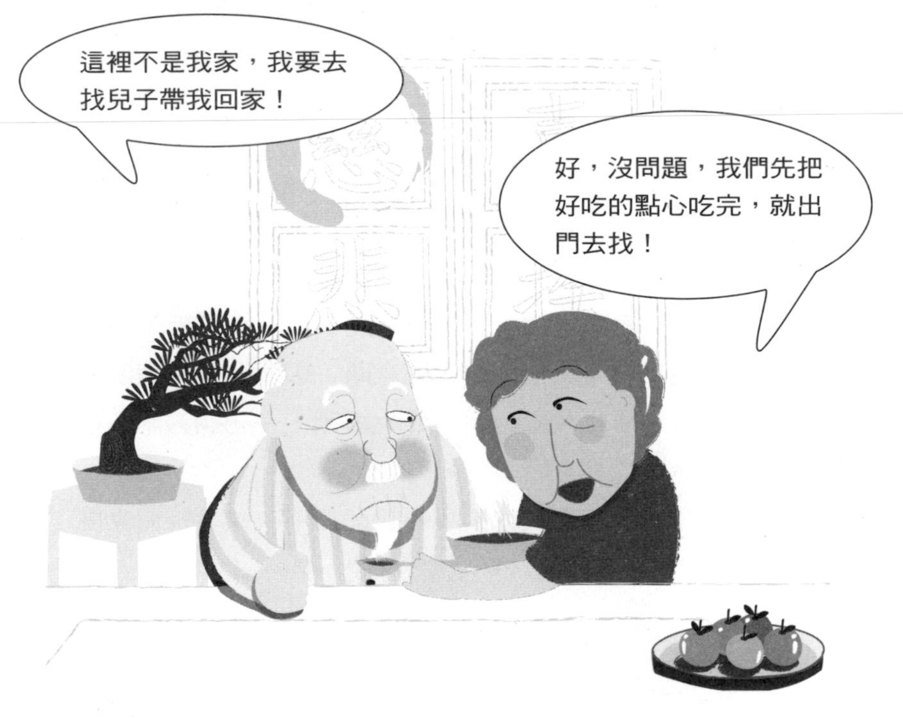

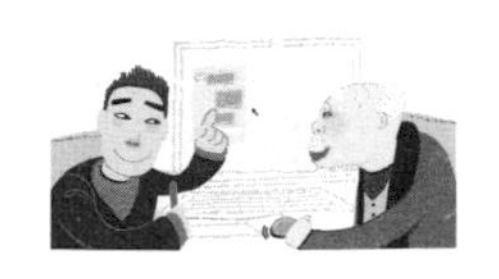

照護的兩難與倫理議題

在照護失智者的過程中，不管是家屬或機構，都會遭遇諸多難以克服的困境。臨床上有些失智老人堅持要去操作股票，結果花大筆錢亂投資，存款損失殆盡；新聞也曾報導失智老人堅持要騎摩托車，不知危險，逆向騎上高速公路。因此，美國加州明文規定禁止失智症患者開車，臺灣目前還在研議中，尚未有這樣的法律條文。

有些失智老人到了中末期之後，可能會出現堅持只與某一位子女同住的要求，帶給那位子女非常大的照護壓力。若照顧者的情緒沒有控制妥當，也有可能演變成虐待老人事件。門診經常遇到主要照顧者在醫師面前崩潰大哭，我很能感同身受，雙方的處境都令人心疼。

所以我非常感謝外籍看護的付出，她們是許多家庭的救星，分攤了家庭內的重大壓力。

一般而言，在初期失智階段，家屬通常會自行照顧，等到中期、末期階段，才會考慮安排送入機構照顧，但又擔心失智的家人會不會受到不尊重的對待。

若各位讀者有機會去參觀失智症中心，一進去通常會聞到尿騷味，這其實也是養護機構的難處之一，他們很可能剛剛清理過一位患者的便溺，沒過多久，另一位患者又尿了，清不勝清，乾脆投降了，環境清理就變得比較隨便。除非是入住費用昂貴的護理中心，才有足夠的經費聘請人力來專責清潔打掃的工作。

此外，失智老人通常不愛洗澡，甚至會為此掙扎吵鬧，有些機構就真的乾脆不幫忙洗澡，或是由幾個人強行架著老人，當眾強脫衣褲，強迫清洗。礙於人手不足，這種情景在某些機構裡是可能發生的，反正家屬並不知情。比較不重視人權和尊嚴的機構裡常會發生這些情景。

失智老人被兒童化照顧，被當成三歲小孩，也是照護上的倫理困境。前面提到的一碗牛肉麵的故事，護理長花了一個小時的時間，耐心傾聽患者說話，終於弄清楚狀況，然後自掏腰包請人帶他去吃麵，才成功安撫患者的情緒，這是非常不容易的事情，卻也凸顯出照護上的難題。照顧一名失智老人需要動用很多的時間和人力，一個患者有狀況，就可能影響到全院的患者，跟著激動不安，所以施打鎮靜劑也變得理所當然。

我們當然都希望失智的家人受到人性化的照顧，只是它的代價非常高昂。有些機構會把患者約束起來，表面看來這是很殘酷的行為，其實，這背後也可能隱藏著令人左

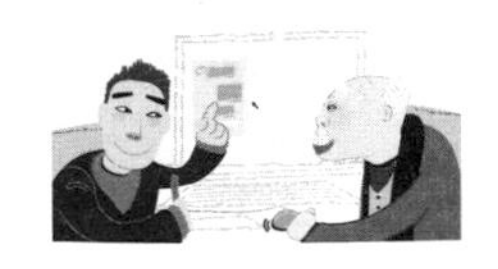

右為難的選擇。因此鼓勵大家都能盡早規劃老年照護所需要的金錢或資源。

臨終照護的倫理議題

失智症末期的醫療照護問題，始終未被真正重視。多數家屬仍希望患者在末期能夠被積極治療，較難以體會患者在治療過程中反覆發生吸入性肺炎、發燒、呼吸疼痛的痛苦，儘管醫師施予大量抗生素和各種藥物，患者終究可能還是抵不過感染的惡化而離開人世。

雖然失智症到了末期，患者無法辨識家人，無法表達感受和想法，但他的情感需求還是存在的，他還是可以感受到身體病痛的不適，也會需要溫情和關懷，希望有人關心他的痛苦。因此，當患者已準備步入人生末期之際，家人還要讓他們在死亡前夕被冰冷的儀器圍繞著，承受大量的侵入性治療以及感染的痛苦，而無法平靜舒適的圓滿善終嗎？

我們很高興的是，衛生福利部已於2012年公告，將末期失智症患者納入健保安寧緩和醫療之對象，其必要條件是患者符合「沒有反應或毫無理解力；認不出人；需旁人餵食；可能需要用鼻胃管；吞食困難；大小便完全失禁；長期躺在床上，不能坐不能站，全身關節攣縮」。國外研究發現，這樣的病患常會感染，一旦感染，約有一半會在

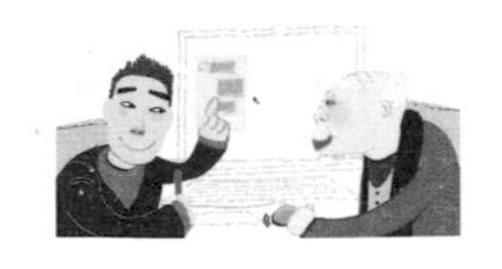

半年內死亡。只要患者預立安寧緩和意願書，或在末期時由家屬代為簽署意願書，即可進行安寧緩和醫療照護，讓末期患者不再接受無效的醫療，得以自然安詳死亡。

要不要插鼻胃管？

當身體衰退到無法自行進食，傳統臨床做法是以鼻胃管來協助患者補充營養，但這樣會增加患者的痛苦，常讓家屬感到不捨，而陷入掙扎之中。隨著患者自主意願的觀念提升，近年來臨床醫界逐漸倡議患者的權益，重視患者的舒適感以及併發症的問題，對於「要不要插鼻胃管」，目前臨床醫療的新觀念已改持保留或反對之態度。

如果不插鼻胃管，或許有些家屬會擔心患者營養不夠，其實研究發現，與細心餵食（careful hand feeding）相比，插鼻餵管未必能改善營養狀況，或減少吸入性肺炎的機會，甚至也沒有延長壽命，反而增加患者不舒服而企圖拔管，因此得進一步約束患者，又增加褥瘡機會。

既然插鼻胃管的效果不佳，既無法改善患者的生活品質，也無法延長壽命，反而是增加患者的痛苦，那麼，我們為何不讓患者好好地享受「吃食」這個動作的樂趣呢？甚至是給予患者喜歡的美食呢？

一個人退化到最後，腦袋通常已經「空」了，有如嬰幼兒一般，他的快樂只剩下最基本的吃喝拉撒睡，如果連吃喝這個簡單的需求都予以剝奪，似乎顯得不近人情。所以，現在的觀念慢慢傾向更人道的作法，也就是說，當到了末期階段，雖然患者已經無法正常自行吞嚥，我們還是可以準備流質食物，慢慢餵食，能餵多少就算多少，即便越吃越少，都沒有關係，就讓患者以最自然安適的方式，度過最後時光。

急救或不急救

隨著時間的演進，失智症患者會越來越沒有能力作主，當末期的失智老人感染了肺炎，臨床應不應該採取積極治療呢？尤其是在臨終末期又併發敗血症，幾乎只剩下最後一口氣，情況如此危急之下，要不要積極插管呢？到了這個節骨眼，患者已經沒有辦法告訴家屬他的選擇，家屬如何決定在最後一刻要不要急救呢？

記得二十多年前，當我還在內科實習的時候，法律規定醫師不能見死不救，一定要施行急救治療，經常我的雙手壓在患者身上，才沒壓幾下，就聽到骨頭斷掉的聲音，但是依法醫師的急救程序不能停止，我們還是必須繼續急

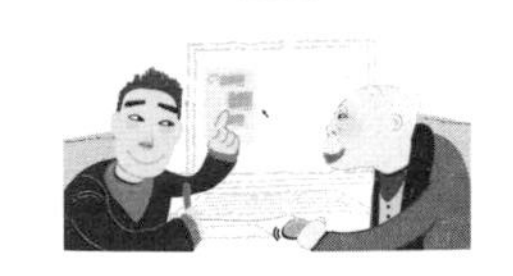

救二十到三十分鐘，在患者身上插管子、打強心針，有的人或許勉強救回來了，卻也頂多續活二、三天或一周，最後還是死亡。

對於臨終患者來說，最後的急救治療是非常折騰人的，而且是殘忍的折磨，人都只剩下最後一口氣息，被送入加護病房，還要忍受皮肉上的痛苦。以癌症末期患者來說，他們的意識有時還是清醒的，卻被強行插上管子，痛也喊不出來，真的是呼天天不應、叫地地不靈。只要一陷入昏迷，兩三個大漢（指醫護人員）就雙手壓在胸骨上，全身插了六、七條管子，這其實是很不人道的醫療。

後來慢慢地，大家都體認到這種做法根本毫無意義，不但讓患者平白受苦，也浪費很多醫療成本，全球醫界遂開始推行安寧緩和醫療，讓臨終者得以安然離世。

什麼是「放棄急救同意書」？

「放棄急救同意書」也就是臨終前同意不施行心肺復甦術等急救措施。英文全名為「Do not resuscitate」，縮寫為DNR。

失智症患者走到末期，經常會虛弱得蜷縮在床上，餵食時很容易嗆到而感染肺炎，發燒送醫，也許本來一、二天就會走，但若插管治療，可能會拖上二、三個月，最後人還是走了。問題是，在插管治療的這幾個月內，患者無法說話，除了血管輸液，身上還插著鼻胃管、導尿管，全身一堆管子，不能輕易移動，有時手腳還要被綁起來，這些都是對於末期失智症患的折磨。

癌症末期患者在臨終前，或許還有機會清醒過來，可以自己決定要不要急救，但是如果沒有恢復意識，事前也沒有簽下DNR，常見家屬們各自堅持己見，弄得患者白受一堆苦。

記得曾經有一位癌症末期的媽媽，因急性肺炎陷入昏迷，醫師向大兒子解釋安寧緩和醫療的觀念，大兒子決定讓媽媽安心地走，結果二兒子反對，要求醫師立刻急救，若不急救就提出告訴。後來才知道二兒子是擔心媽媽沒有分配財產，堅持要得到一半財產之後，才願意讓媽媽走。

由於這位媽媽已經昏迷，無法表達自己意願，而且，沒有事先簽署DNR，子女的意見又不同，這種情況法律規定必須由子女之間協調出一致的意見才能進行DNR，以至於這位母親在臨終之際，還需接受插管急救的折磨。

所以奉勸各位讀者，趁早簽好DNR，這絕對不會影響到你的醫療權益，因為DNR的規定條件是很嚴格的，只適

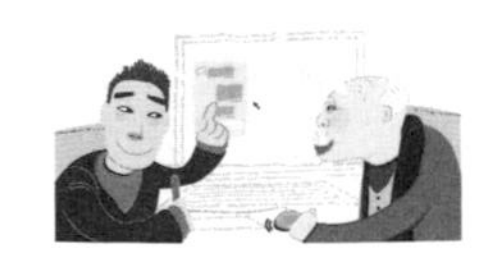

用於真的不可治癒的末期狀況。若還有一絲治癒的希望，醫師還是會積極治療，請各位放心。

我大力推廣DNR的概念，我自己也已經簽署了DNR，因為如果不趁現在簽好，有時候等到你想簽的時候，卻來不及了。

DNR非常適用於失智症。等到晚期，患者已經忘了自己是誰，也忘了放棄急救的重要性，如果子女也不知道的話，可能就會讓自己和家人備受折磨。

大約十多年前，臺北榮總曾針對重度失智症患者家屬進行過一次問卷調查，當時還有多達61%的家屬希望對重症和末期患者施與積極性治療。當時臺灣的安寧緩和醫療尚未推廣開來，如果現在重新再做一次問卷，我相信很多民眾的觀念已經有大幅改變。畢竟，臨終時刻能夠好走，是對患者最好的祝福。

財產、醫療及行為能力的法律議題

失智症患者的功能是逐漸退化的，很難確定患者的病程變化，何時會開始無法自主決定。報章雜誌偶爾會看到失智老人受騙上當的報導，或是到了失智末期，因為沒有事先做好臨終前的各項準備，家屬為了爭財產而鬧出糾紛，反過來要求醫師想辦法延長患者壽命，帶來醫療上的倫理難題。

引導患者預先思考相關財產法律問題

站在保護患者的立場，我們常會鼓勵患者，趁著還有清晰判斷力與自主性之時，開始安排財務規畫、財產信託、預立遺囑、指定法定代理人等相關的法律問題。這是非常重要的事情，如果患者自己不做安排，以後就得由家屬代替做決定，屆時家屬會考量的是自己的立場？還是患者的最佳利益呢？

除了遺產，還有身後事的處理，也常引發家屬的爭執和困擾。我碰過一位患者，他本身是佛教徒，子女卻是基督徒，患者自己想要火葬、安放寺廟中，子女卻用基督教儀式辦理後事，並且安排了樹葬。我猜死者大概不會太高

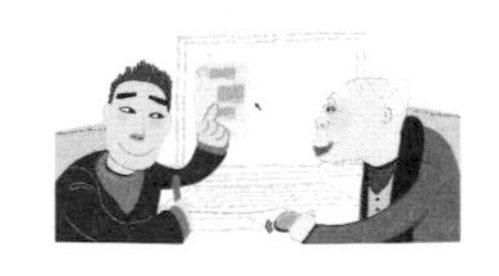

興，但也無可奈何。

當患者已經退化到失去判斷力與自主性，就會面臨法律上認定的「是否有行為能力」問題。舉例來說，已經神智不清的失智患者，若要他簽署DNR或預立遺囑，這樣合法嗎？特別是到了中重度的階段，可能已經不具法律上的完全行為能力，還可以簽署任何文件嗎？他那時寫下的遺囑，具有法律效力嗎？如果併發其他疾病，患者具有行為能力進行醫療決定嗎？

美國社會曾討論是否應該制定法律，強迫每個人在六十五歲以後都要預立遺囑。這是很有道理的措施，也是很先進的做法。我們必須承認死亡是必然的，既然是一定會發生的事情，何必等到最後關頭，才來匆忙處理呢？

我們都知道人生無常，但是傳統觀念卻讓我們很忌諱談到「死」這件事情，尤其有些年長的長輩，一旦談到身後事便容易逃避或生氣，這是非常可惜的。

我認識一位高齡九十歲的老師，早年我還是學生的時候，曾經住在她家一段時間，培養出深厚的情誼，婚後我也刻意選擇住在她家附近，隨時可以過去幫忙照顧和問候。她的年紀這麼大了，頭腦依舊非常清楚，喜歡暢所欲言批評時事，可是只要跟她提及長輩生病或死亡的事，她立刻轉移話題。她為什麼有這樣的舉動呢？我推測是因為害怕面對生病和死亡。她的子女都住在國外，我實在擔心萬一有一天她到了需要送急診的時候，由於很多事情她都沒有交代，屆時將會無法處理。

為了幫助她盡早思考相關的事情，我曾經刻意送她一本我所撰寫的安寧緩和醫療小手冊，她收到之後，卻不曾提過一句話。我猜測她應該閱讀了，只是故意不說，這代表她害怕死亡，內心有所驚慌，故不敢面對，我也只能理解，沒辦法強迫她。

監護宣告、輔助宣告

失智症患者在病程中會漸漸失去能力，有時候會被人欺騙，簽署了不適當的文件而遭受財產損失。為了預防這種情況發生，家屬可以考慮對失智長輩進行監護宣告或輔助宣告。當失智長輩病情嚴重，已經完全沒有行為能力時，可以透過法律程序進行監護宣告。監護宣告後，患者的行為就不再具法律效力，而他所要進行的法律行為，就完全要由他的監護人代為執行。如果患者的知識還沒有到很嚴重缺損、還有部份行為能力，但仍是有受騙的可能，家屬可以進行輔助宣告。此時的患者如欲進行重要的法律

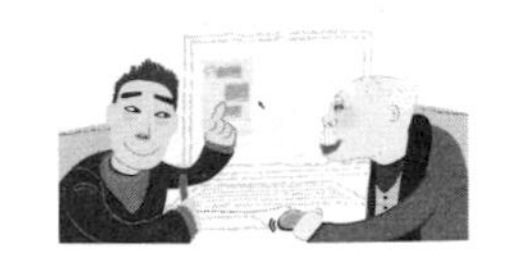

行為時，都需要由輔助人協助，並且經過輔助人的同意才能執行。

預立遺囑的重要性

美國曾經發生過一則很典型的失智後法律爭議的案例。有一位超級富翁老年罹患失智症，他結過很多次婚，歷任老婆都幫他生過小孩，平常沒有住在一起，家族所有人都覬覦老先生的遺產。就在他進入中重度失智症的階段，最後一任的年輕老婆安排老富翁在律師的見證之下，拍攝了一段預立遺囑的錄影帶，老富翁清楚說明要將所有財產全部留給這位年輕老婆。

老富翁死後，果然發生劇烈的財產爭執，法院後來判定該遺囑有效，因為從錄影畫面中研判，老先生是在意識清晰且自主的情況下做出決定。

我們雖然不清楚這故事背後的真相，但老富翁確實是在還沒有嚴重退化之前，先處理好所有身後事，讓後輩們有比較清楚的答案。如果是在他已經變迷糊的階段，就有較大的爭議空間，情況會變得更複雜，法院也可能判定遺囑無效。所以，為了避免身後的法律問題，建議失智長者預先處理，是最能夠表達自己意願的做法。

我們不是豪門，只是一般家庭，雖然不至於有遺產糾紛，但預立遺囑還是很好的觀念。像我跟太太之間，就已經彼此交代好身後事，萬一不幸發生了意外，我的家庭不會因為突發狀況而出現危機，這就是一種風險管理。

罹患失智症雖然令人悲傷，但正面來看，它的病程變化比較緩慢，老天爺還是給了患者和家屬一段相當長的時間，讓家庭可以預作準備，慢慢適應，並且從容討論和處理後續的種種安排。這是這個疾病仁慈的一面。希望所有的患者和家屬都可以善用這段尚未被遺忘的寶貴時光，珍惜彼此，創造快樂的回憶，妥善安排好一切事宜，讓自己

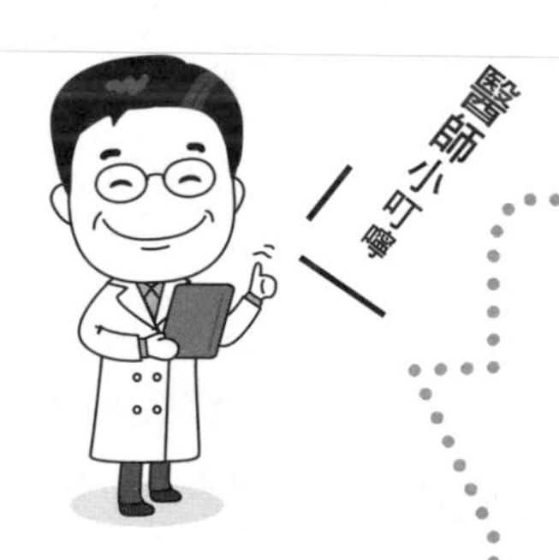

為了晚年生活和家人著想，以下三個面向的準備工作是有必要的：

1. 財務方面：預立遺囑，最好能找律師見證。
2. 醫療方面：指定醫療代理人（家人或外人皆可）。
3. 簽署DNR。

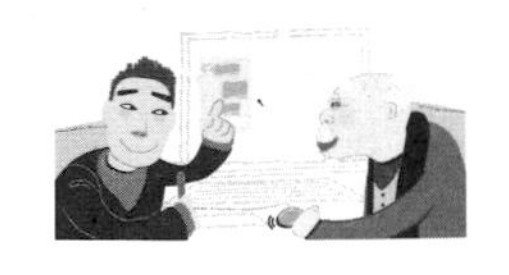

基因檢測的倫理問題

雖然阿茲海默症的致病原因依舊充滿謎團，但科學家已經發現幾個與失智症有關的基因。

與阿茲海默症有關的基因

阿茲海默症是最常見的失智症類型，約占所有失智症患者的60%，屬於漸行性的認知功能退化，根據發病年齡可分為：

1. **早發型：通常發病在三十五至六十歲，具有遺傳性，且惡化速度較快。**

   早發型阿茲海默症是罕見的自體顯性遺傳，屬於單基因體染色體顯性失智症。研究發現，有三種與早發性阿茲海默症發病有直接關聯的基因突變，分別是：

   （1）類澱粉前驅蛋白基因（amyloid precursor protein, APP），基因在第二十一號染色體。

   （2）第一型早老素基因（presenilin 1, PS-1），基因在第十四號染色體。

   （3）第二型早老素基因（presenilin 2, PS-2），基因

在第一號染色體。

若父母任一方帶有這些基因突變而罹病，後代罹病機率至少50%，屬於染色體顯性遺傳。但這些基因很少見，只有不到5%失智症病患屬於此類型。

2. **晚發型：通常發病於六十五歲以上。約95%失智症屬於這一類。**

晚發型阿茲海默症是屬於多基因、多因性之家族遺傳性失智症，與罹病最為相關的基因分別是：

（1）第十九對體染色體的載體脂蛋白（Apolipo protein）ε4型對偶基因（Apo-E4）。

（2）其他相關對偶基因，還包括APOE ε2及 ε3。

值得注意的是，ε4會增加失智症的罹病機率，但並不是一定會發病；沒有 ε4的人，還是可能罹患阿茲海默症，只是機率較小。

ε3是最常見的突變因子，研究顯示它的存在不會影響罹病風險。ε2雖然相當稀少，卻有抑制ε4致病機轉的功能，算是保護因子。

該不該讓孩子去做基因檢測？

某些特定的基因突變會導致疾病的發生，我們難免會

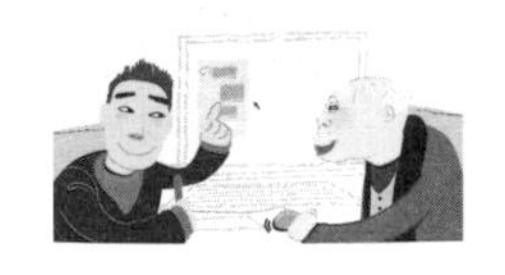

想知道自己身上是否帶有這些基因，擔心未來是否也會有罹病的可能性，基因篩檢因此應運而生。

在醫院門診時，經常會碰到失智症患者家屬詢問基因檢測的必要性，尤其自從國際知名女星安潔莉娜裘莉接受乳房基因篩檢，決定切除乳房之後，那一段新聞熱潮期間，臨床醫師經常被問到這個問題。

阿茲海默症雖然與基因有一些關係，但我要強調，導致疾病發生的原因並非只有基因這一項而已。一個疾病的發生，一定同時存在有多重因素。

假設來說，如果你剛好帶有遺傳性最強的早發型阿茲海默症的基因，而那些致病基因又在你的腦裡生成了有毒蛋白質，你未來會有很高機率得到阿茲海默症。那麼，請問你的孩子也會遺傳到阿茲海默症嗎？在他未成年之前、或是還沒有發病之前，是否該帶孩子去做基因檢測呢？

在討論這個問題時，如果孩子尚未成年，我認為家長應當優先重視他們的最佳利益，考慮該檢驗是否具有合理的必要性，得以讓孩子獲得確實的好處，包括可以透過預防、監測、早期治療來加以預防；其次要考慮孩子本身有無足夠能力來了解、判斷或選擇，以及是否可以維護孩子的隱私權？

如果這些考慮因素都沒有達到，家長若只是抱持推測性的態度，或基於過度的憂慮和恐懼，我會建議不要讓未成年孩子進行任何阿茲海默症發病前的遺傳檢驗。

如果孩子已經成年，則鼓勵父母親在適當時機與他們討論家族遺傳方面的疾病，讓孩子開始了解遺傳風險、基因檢驗等事宜。這樣的做法可以促進家庭內部對遺傳疾病的開放態度，開誠布公的資訊提供和討論，可以幫助子女接受自己的遺傳風險，以正向心態建立健康的生活型態，和心理的調適之道。

阿茲海默症基因檢測

阿茲海默症及其遺傳檢驗結果具有一定的敏感性與特殊性，可能會衍生出諸多倫理議題，並對患者及其親友在家庭、社會、經濟等諸多層面帶來衝擊。在施行遺傳檢驗前，通常會對受檢者及法定代理人進行檢驗前的諮詢，了解家族史、基本臨床檢查、心理與精神評估及決定能力的確認等，並且在檢驗後，也提供遺傳諮詢的服務與支持。

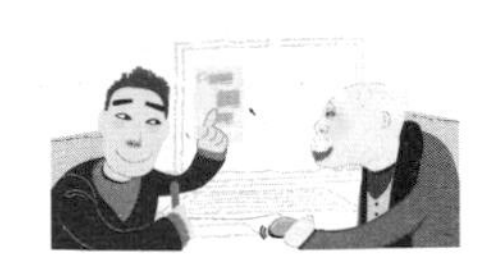

總結：給照護者的建議

由於失智者的病程長、病情的變化也多，因此如何形成一個好的照護計劃是很重要的。以下幾點是給照護者的建議：

1. 最理想的狀況是，失智的長輩在失智症診斷的早期，就能與子女及家屬一起召開家庭會議，討論整個未來長期照護的問題，包括在疾病的早期、中期、晚期要由誰照顧、如何照顧。此外還要預立一些指示，包括未來將由誰當醫療代理人，疾病末期是要否插鼻胃管及放棄急救等。
2. 有些時候長輩已經無法參與討論，這時子女如果要形成長期照護計劃，最理想的方式是子女一起聚集開個會，討論如何分工照護。當然現實上有時無法做到，就要尋求替代方案，盡可能溝通協調，子女間要避免為了照護問題爭執決裂。
3. 主要的照護者常因為要應付種種照護上的困難，經常會有煩躁、焦慮、憂鬱、失眠的狀況，心中會有憤怒乃至於罪惡感。尤其當失智長輩很頑固、不配合時，照顧的壓力非常大，照護者可能會發脾氣，事後又會產生罪惡感，身心備受折磨。因此，所有參與照護的人有必要在一開始就請教醫師，或者是詢問失智症照護相關的協會，完整了解失智症照護時會遇到的挑戰。然後還要訂定一個計劃，讓這位照護者不要過勞，有適當的休息跟喘息的機會。

4. 建議所有的照護者都能夠參加病患家屬支持團體，如臺灣失智者協會。透過這類團體，彼此間可以互相支持，同時也交換經驗。
5. 照護者要設法透過失智症相關的協會，了解有什麼樣的資源可以運用，比如說日間照護單位、臺灣失智症協會一直在推動的互助家庭等。這些模式可以大大減輕主要照顧者的負擔，且能增加失智長輩的生活品質。
6. 沒有直接照護患者的家人或子女，若想對主要照顧者的照顧方法或照護品質提出質疑或批評，請記得要非常小心。主要照顧者所背負的壓力已經很大，最好的狀況是家人可以一起面對困難，協助主要照顧者，而不是去批評。
7. 照護的過程要注意相關法律問題，包括財產、醫療相關的法律問題，甚至是照護過程中產生的法律問

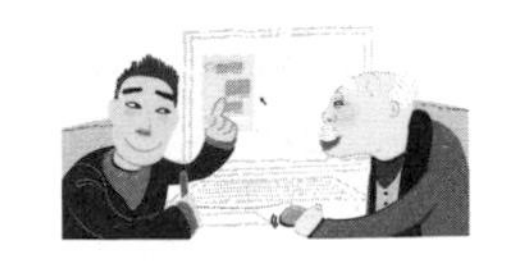

題。例如請看護照顧失智長輩，但後來失智長輩卻將財產過戶給看護等。這些都是失智照護者應該留意的地方。若有不明白之處，最好盡早請教法律專家或律師。

【第七章】

優雅經營健康老年

如何老的健康快樂？如何老的從容優雅？
多運動、多用腦、有好友、有信仰，
是老年身心安頓的生活哲學。

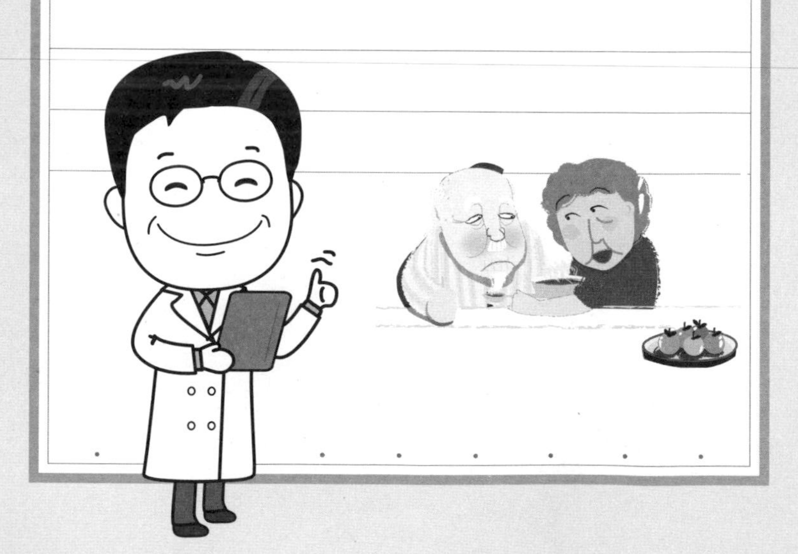

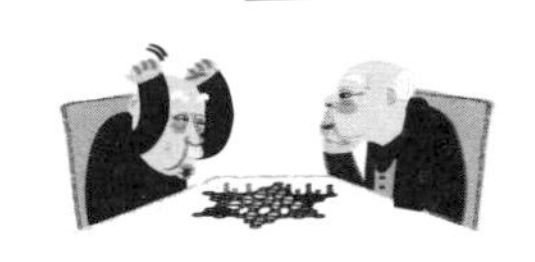

《聖經》說：「喜樂的心是良藥、憂傷的靈使骨枯乾。」老年時期如果可以保持凡事滿足、凡事開心，有足夠的安全感，就能老當益壯，積極面對人生晚年的挑戰。

世界經濟變遷的趨勢，已經讓我們無法憑藉過去經驗來預測未來的生活樣貌，未來的年輕人將承擔前所未有的挑戰和壓力，屆時政府未必有足夠的財力、子女未必有充裕的經濟和時間來照顧我們的晚年。因此，現代人都必須學習自立與自力，從中年時期開始，就要做好規畫，到了老年才得以不依賴他人、從容生活、保持身心健康，優雅而有尊嚴地經營晚年。

綜合歸納銀髮族的養生方法，我認為，最重要的有四個生活原則：身體多動、多用腦、彼此信任支持的人際關係、心靈信仰。

這四個原則的目標，就消極的意義來說，是希望預防各種身心疾病，包括失智症、老年憂鬱症、心血管疾病、癌症等；而其積極的意義，則是希望每位年長者都可以安然舒適，享受快樂的退休時光，讓生命綻放出金黃色的燦亮光芒。

最適老化，從「動」開始

老年生活要保持身體健康，有兩個方向，一是避免疾病，降低生活中的危險因子；另一個是增強體能和活力，提高生活中的保護因子。

人年紀大了，難免有些身體毛病，例如關節炎、高血壓等，但我們前面提過，無論情況如何，每個人都可以努力尋求最適老化的狀態，學習與疾病共處。晚年生活並不需要每天五光十色，重點在於讓身心靈穩定平和，安然舒適，只要能夠保持樂觀的心境，就可以大大提高老年期的生活品質。

要保持健康，強壯體能，最重要的第一步，就是要經常活動筋骨。老人家最好每天出門去運動，一般建議是有氧運動（如快走），每週至少三天，每天30～60分鐘。即使因為殘障坐在輪椅上，還是可以運動，每天舉腳數百下、甩手幾百下，都可以促進血液循環，保持肌肉功能。

有些長輩把「坐輪椅」當作一種限制，但正面來想，有了輪椅的輔助，就可以每天出去曬曬太陽，看看外面的世界，不受身體障礙的限制，不是也很值得感謝嗎？

身體不活動，就會加速老化。臨床發生太多這樣的故

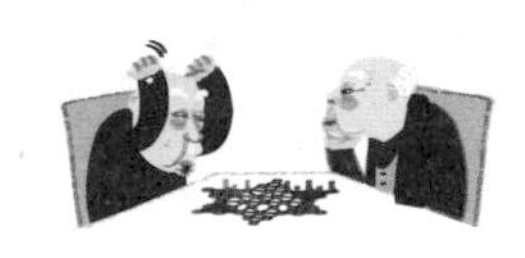

事，很多老人家的體力較差，一動就會疲倦或不舒服，因此經常坐著或躺著不動，幾個月後，身體機能更退化，任何活動都變得更吃力、更困難，於是更不愛動，整個人越來越衰弱，最後，想動也動不了。身體失去能量，心情也跟著灰暗無助，不斷惡性循環，變得了無生趣，漸漸就發生老年憂鬱症。難堪的是，即使到此地步，並不會死亡，可能還拖上數年才到生命終點，期間的歲月是一段折磨的

醫｜學｜小｜常｜識

白歲人瑞的健身法

臺灣百歲人瑞崔介忱爺爺，1909年出生，至今一顆牙齒也沒壞掉。他沒有特殊的養生祕訣，三餐飲食正常，不吃保健食品，每天睡眠充足，清晨起床前先躺在床上做一段暖身操，退休後還是每天勤練，只要走得到的地方就徒步，不搭乘交通工具，努力將身體維持在最佳狀態。

過程。有些老人在此時來求醫，希望能安樂死，但這是法律不允許的，於是有些人想自殺，但自殺會增加親人的許多痛苦，或鄰居朋友的誤會，造成家人莫大的心理壓力。

另外一種極端，是不服老。有些老人故意忽略自己的年紀，像年輕時候一樣從事各種劇烈運動，上山下海、打籃球、冬天游泳等等，很容易體力透支，或傷害到關節、膝蓋，增加心臟負擔。

適度的運動是好事，但運動要適齡、適體能，也就是一定要選擇符合自己年齡和體能的活動，千萬不要勉強。一般來說，西式的劇烈運動比較不適合老年人，建議選擇快走或和緩的中式運動，如氣功、太極拳等，比較不易發生運動傷害。所謂最適老化，就是接受自己體能的限制，但努力活出快樂的光采。老年人的運動，最好溫和緩慢，不造成自己和他人的負擔，又能快樂自娛，跟心靈的步調一致，不急不徐，自在愉快。

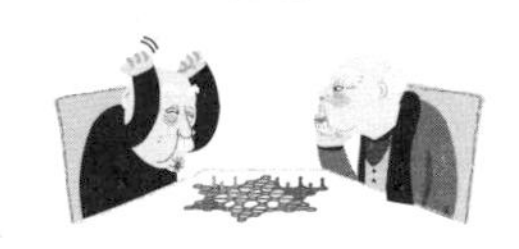

主動創造美好生活

護腦就要多動腦，快樂學習

如果，你擔心老來罹患失智症，那就要從年輕時代開始累積腦本。大腦裡面有無數的腦細胞，形成複雜神秘的各種功能網絡，越經常使用它，網路就越暢通大腦就越靈光，運作起來越順暢。

俗語說，要活就要動！不只是身體，大腦也一樣。不管是打麻將或下棋，學唱歌或敲樂器，學英文或寫書法，去旅行或練跳舞，拍照、編織、畫畫、寫作、烹飪、划船、學電腦、做木工，只要保持好奇心，願意接觸新事物，生活就會充滿樂趣，腦部也會活化。

心智功能就是一種腦力資本，如果老人家一直保持學習的熱情，就好像定期儲蓄自己的腦本，當它儲存越多，就可以降低失智症的風險。

關於學習，有一個技巧，特別提醒銀髮族讀者。當我們在學新東西的時候，可以試著把學到的東西講出來。例如看書的時候，可以一面把看到的內容唸出來，因為用眼睛「看」的動作，主要是刺激腦部的視覺區；而用嘴巴「唸出來」這個動作，會牽涉到更多身體部位的活動，如臉頰肌肉、牙齒、喉嚨聲帶、呼吸器官等，對腦部的刺激範圍更擴大，如果還能講給別人聽，活絡腦部的效果更大。

同樣的道理，我們也非常鼓勵老人家去學唱歌、跳舞，因為唱歌會動用到臉部肌肉和心肺呼吸系統、舞蹈會動用到四肢關節和全身肌肉，且兩者都有音樂的聽覺刺激，對整體腦部的刺激效果非常好，又可以帶來快樂的情緒，增進社交聯誼的人際網路，一舉數得。

除了積極活動大腦之外，也要懂得保護大腦，免於遭受意外傷害的風險。銀髮族要特別注意血管的健康，留意血壓和血糖的控制，保持適當的體重，出門務必要保暖，

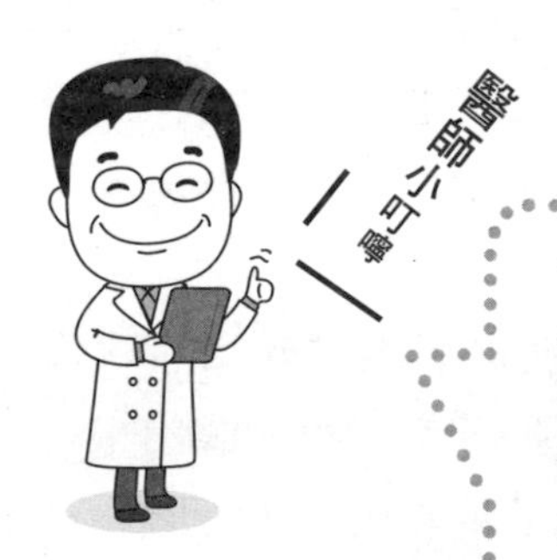

每天要養成充足睡眠的習慣，睡覺時，周圍環境保持安靜，建議不要開著收音機或電視機，也勿在睡前過度使用手機、平板等3C產品，讓腦部徹底休息，可以保護記憶力、注意力等功能，減少腦中風的機率。

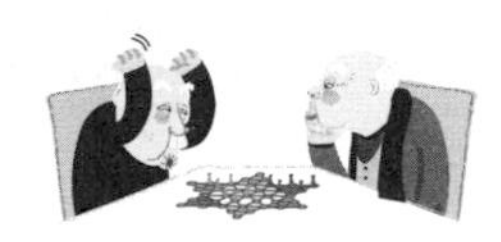

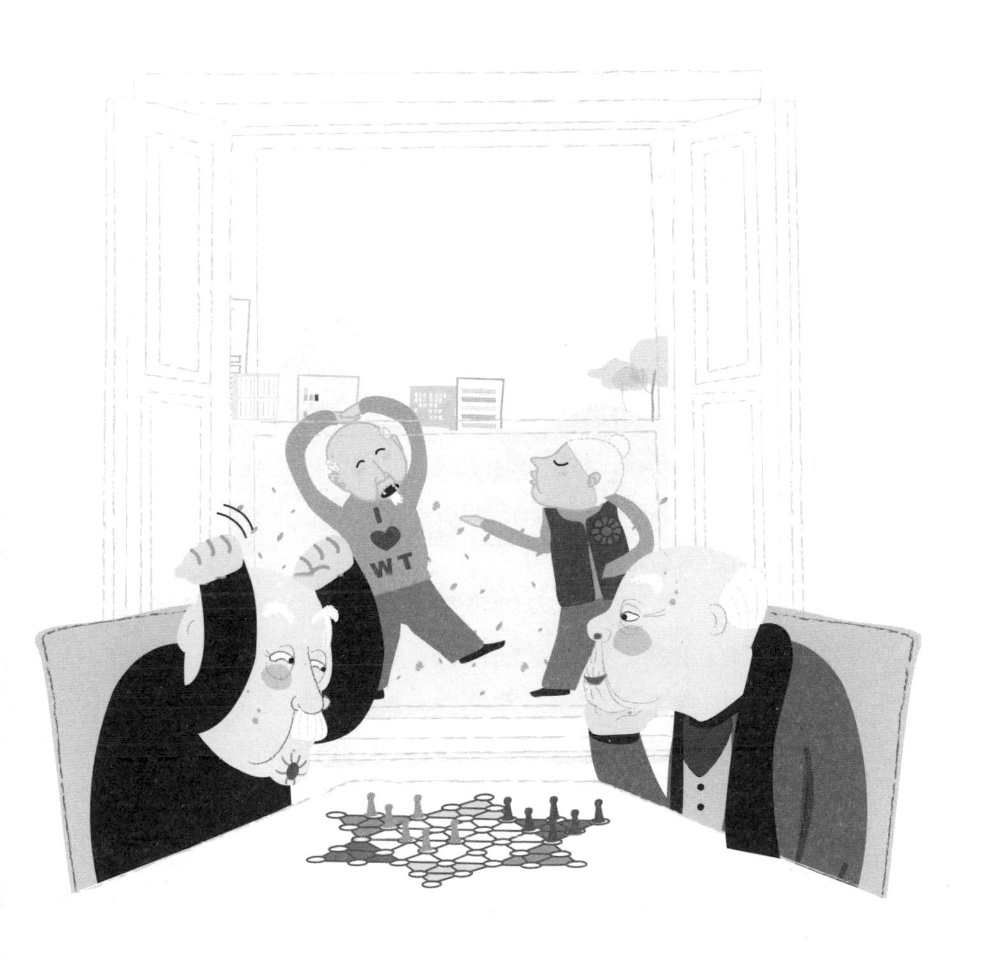

保持好奇心，接觸新的人事物，不但可以讓生活充滿樂趣，也能活化大腦喔！

運動前記得要先暖身，開車或過馬路要多小心，保持情緒的平和，不要突然發脾氣，這些都是保護心血管和腦血管的注意事項。如果不幸發生中風狀況，一定要盡快就醫，積極治療。

擴大社交網絡

人人都要有一本情感存摺，用來儲存社交網絡和人際關係。想一想，如果一個人沒有朋友，健康和忙碌時可能覺得無所謂，等到退休後或生病時，才會發現自己原來很孤獨，沒有朋友可以分享快樂或聊聊心事，晚年時光會變得很寂寞，減少許多樂趣。

幾年前有一位退休女教授來求診，她是非常傑出的學者，抱獨身主義，退休之前每天忙著做研究，日子過得很充實，習慣獨來獨往，不愛浪費時間與人打交道；年輕時也沒有培養休閒興趣，一心一意只關心自己的學術成果。等到退休之後，才發現長日漫漫，天天都沒有事情可做，學校同事和學生們漸漸少了聯絡，又沒有朋友，只能自己悶在家裡，很容易為了小事就動怒，或悲傷哭泣，弄得神經衰弱，憂鬱症狀非常嚴重。

我大概花了一年的時間，才讓她的狀況慢慢變好。她

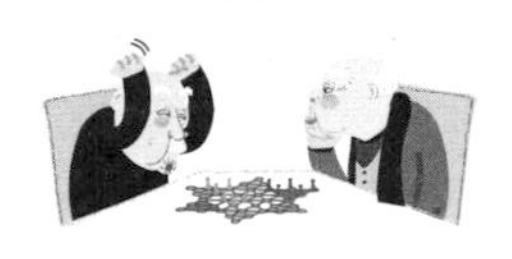

所面臨的最大問題就是孤獨，情感存摺裡空空如也，年輕時沒有花時間存款，現在當然提領不出來。

尤其現今的社會，有許多社團和各式各樣的課程，可以提供給銀髮族參與。只要願意走出去，就可以找到志同道合的朋友，一起學習新鮮的事物，分享人生的經驗和體會，彼此交流，互相陪伴與支持。

這些長輩的例子，也可以提醒我們自己，最好從年輕的時候，就開始累積感情和友誼存摺，珍惜身邊的好朋友，花時間經營能夠彼此信任支持的人際關係，這些都是生命裡的寶藏，等到銀髮時光來臨，這些共同走過人生歲月的溫暖友誼，將更顯得彌足珍貴。一個長達七十五年的

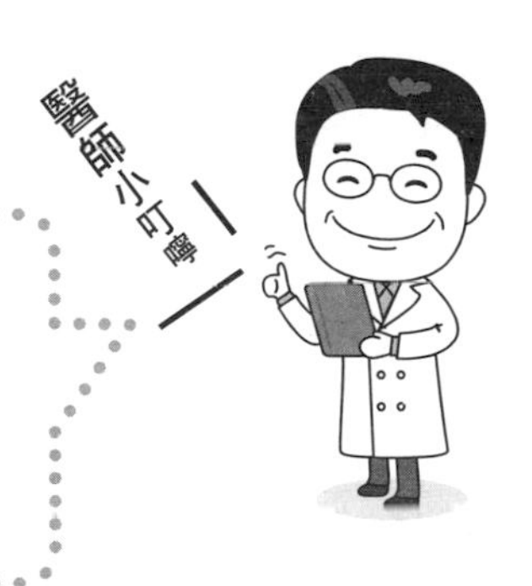

與老人家同齡的朋友會陸續凋零，容易令人感傷。如果能夠多結交年輕的朋友，比較容易讓晚年生活繼續保持活力。

哈佛大學追蹤研究發現，彼此信任支持的人際關係是幸福快樂的最重要因素，即使到老年時依然不變。

有些長輩真的很難找到並加入社會支持團體，這時候宗教類的團體其實是不錯的選擇，因為無論是教會或佛教道場，通常會歡迎或接納這些長輩，並給予溫暖的支持。

必要時可考慮借助宗教的力量

生老病死，是每個人都要經歷和面對的。尤其老年期的疾病，不管是失智症、憂鬱症或慢性病，都不能只靠醫生和藥物，往往也需要患者的主動配合，願意調整生活方式，改變心態，才可以達到最好的保養效果。

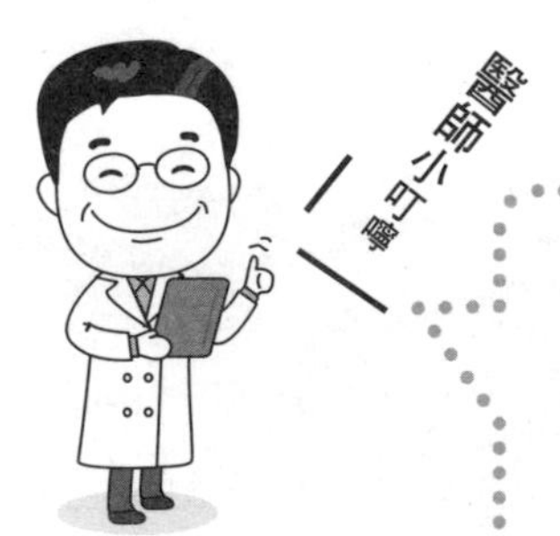

就算退休了，也要積極生活。經常做運動、維持人際的支持網、對新事物保持好奇心和學習心、找到心靈的依靠，銀髮生活就會充實又快樂！

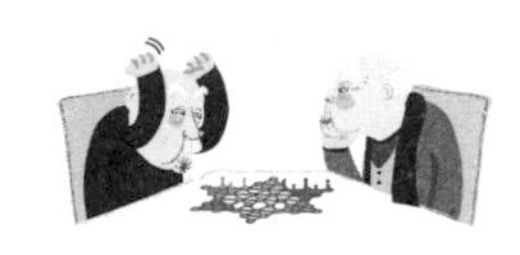

面對年老和病痛，確實是心靈上很大的考驗。如果在孤立無助時，有宗教上的依歸和信仰，也許可以幫助長者建立目標和信心，發現生命的意義，身心安頓。

臨床上常見到宗教的力量帶給患者的療癒效果。很多原本痛苦無依、自我封閉、自怨自艾的患者，在接觸宗教之後，有了信仰及教友的支持，並參加各種宗教活動，心情產生很大的轉變，整個人變得開朗，開始積極過生活。許多研究也證實，真誠的信仰可以喚醒身心的療癒潛能，達到提升健康的效果。

不過，臨床經驗發現，若要已經有憂鬱、焦慮、失智的長輩自己去尋找宗教團體，往往很困難。如果親友能協助長輩一起參加宗教活動，長輩比較容易融入宗教團體。當然，有些不夠正派的宗教會亂吹牛，宣稱能夠治療疾病、洗滌罪惡，甚至利用老年患者恐懼死亡的心理而斂財詐騙，這是要很小心判斷的。這種情況，也可以經由親友的共同參與而避免。

真正的宗教情懷，是要追求真理、智慧與慈悲，讓老年期的心靈更祥和自在、無私寬容，可以坦然接納花開花落的自然韻律，散發出成熟生命的美好光芒。

【結語】

建立適合自己的老年哲學

孔子說「人生七十才開始。」我們活了一輩子，年輕時努力追尋自我，成年後要為家庭打拚，負起工作的責任。到了晚年，階段性的責任都已完成，接下來就要好好珍惜每一天，為自己而活，享受輕鬆簡單的日子，建立一套適合自己的生活哲學。

人必然會老，老化是正常的自然節律。建立了正確心態，就不會排斥老化，而是學習去接受它、面對它、處理它，最後是放下它。把老放下，拋開年齡的限制，忘記你老了，以樂觀的態度過日子，以熱情的好奇心學習新事物，與年輕人交朋友，渾然忘記老之將至，這是最棒的黃金境界。

大同世界的理想，是老有所終，這也是最適老化的目標。盡量降低生活中的危險因子，增加生活中的保護因子，掌握上述的四大生活原則：多運動、多用腦、有互相

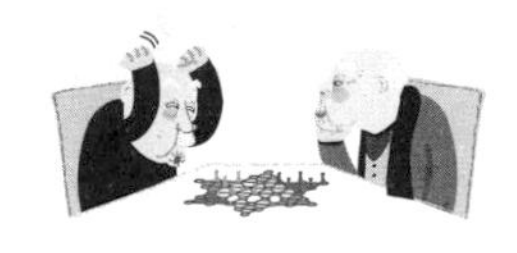

信任支持的親友、提升心靈層次找到生命的智慧和意義。更重要的是，每個人都要建立適合自己個性、適合自己能力的生活哲學和生活方式。找到讓自己有熱情的目標，才能樂此不疲地堅持下去。例如退休醫師繼續到醫院做研究，熱愛運動的老人保持運動習慣，喜歡烹飪的媽媽到烹飪教室學料理，就算老花眼也依然持續閱讀，交往多年的好友經常聚會、出遊，都是讓銀髮生活過得快樂充實的方法。祝福每位銀髮長者，都可以安適自在，樂享晚年。

【附錄】

延伸閱讀

- **《你忘了我，但我永遠記得你：以友善尊嚴方式照護失智症親友》**，2012，維吉尼亞・貝爾、大衛・儲克索（Virginia Bell、David Troxel），心靈工坊。
- **《假如我得了失智症：從預防、理解到遠離，失智症權威醫師教你從此不再害怕它！》**，2014，王培寧、劉秀枝，寶瓶文化。
- **《找不到回家的路：失智症的最新發展與對策》**，2014，吳潮聰，元氣齋。
- **《記憶空了，愛滿了：陪爸爸走過失智的美好日子》**，2014，周貞利，天下雜誌。
- **《趁你還記得：醫生無法教的失智症非藥物療法及有效照護方案，侍親12年心得筆記，兼顧生活品質與孝道！》**，2014，伊佳奇，時報出版。
- **《今天不開藥，醫師教你抗失智！》**，2014，蔡佳芬、陳怡村、楊境中、王俊凱、鄧方怡、林韋丞、楊凱鈞、李耀東，希伯崙。
- **《我願一生守候你，你卻忘了我的承諾：一段關於愛與失智的故事》**，2014，娜迪妮・阿爾（Nadine Ahr），商周。
- **《謝謝你，從阿茲海默的世界回來》**，2013，荒井和子（ARAI KAZUKO），新經典文化。
- **《失智症整合照護》**，2013，天主教失智老人基金會，華騰文化。

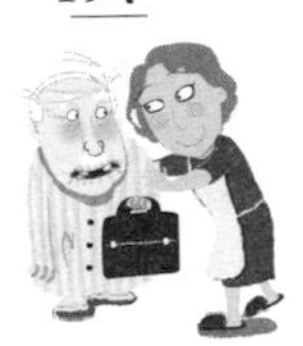

- **《失智症臨床照護指引》**，2013，Carol A. Miller，華都文化。
- **《（全彩圖解）失智症保健事典：預防、診治．照護新知》**，2012，井藤英喜、粟田主一監修（Ito Hideki、Awata Shuichi），原水。
- **《忘了：走一段無悔的失智照護旅程》**，2012，褚士瑩，時報出版。
- **《當爸媽變成小孩：全方位照顧失智長輩》**，2012，張靜慧、黃惠如，天下雜誌。
- **《西出陽關：無故人的失智歲月》**，2011，陳亮恭，劉建良，大塊文化。
- **《記憶的照護者：阿茲海默症的侵略軌跡與照護歷程》**，2011，安卓亞．吉利斯（Andrea Gillies），生命潛能。
- **《認識失智症的六大關鍵字》**，2011，杉山弘道，新銳文創。
- **《忘了我是誰：阿茲海默症的世紀危機》**，2010，楊翠屏，印刻。
- **《別等失智上身：瞭解它、面對它、遠離它》**，2010，王培寧、劉秀枝，台灣商務。
- **《忘川流域：失智症船歌》**，2009，白明奇，健康世界。
- **《瞭解學習障礙與失智症：發展中的有效介入》**，2009，陳美君，五南。
- **《圖解失智症．阿茲海默症》**，2008，林泰史監修，世茂。

MentalHealth 015

臺大醫師到我家・精神健康系列
不被遺忘的時光：從失智症談如何健康老化
Unforgettable Moments：from dementia prevention to healthy ageing
作　　者—黃宗正（Hwang, Tzung-Jeng）

總 策 劃—高淑芬
主　　編—王浩威、陳錫中
合作單位—國立臺灣大學醫學院附設醫院精神醫學部
贊助單位—財團法人華人心理治療研究發展基金會

出 版 者—心靈工坊文化事業股份有限公司
發 行 人—王浩威　　總 編 輯—王桂花
文稿統籌—莊慧秋　　主　　編—黃心宜
文字整理—修淑芬　　特約編輯—王祿容
美術編輯—黃玉敏　　內頁插畫—吳馥伶

通訊地址—106 台北市信義路四段53巷8號2樓
郵政劃撥—19546215　　戶名—心靈工坊文化事業股份有限公司
電話—02）2702-9186　　傳真—02）2702-9286
Email—service@psygarden.com.tw
網址—www.psygarden.com.tw

製版・印刷—中茂分色製版印刷事業股份有限公司
總經銷—大和書報圖書股份有限公司
電話—02）8990-2588　　傳真—02）2990-1658
通訊地址—242台北縣新莊市五工五路2號（五股工業區）
初版一刷—2016年4月　ISBN—978-986-357-023-3　定價—240元

國家圖書館出版品預行編目（CIP）資料

不被遺忘的時光：從失智症談如何健康老化／黃宗正作.
-- 初版.　-- 臺北市：　心靈工坊文化，2016.4
面；公分（MentalHealth ; 15）
ISBN 978-986-357-023-3（平裝）

1. 老年失智症　2. 老人養護　3.健康照護

415.9341　　103026293

心靈工坊 PsyGarden 書香家族 讀友卡

感謝您購買心靈工坊的叢書，為了加強對您的服務，請您詳填本卡，
直接投入郵筒（免貼郵票）或傳真，我們會珍視您的意見，
並提供您最新的活動訊息，共同以書會友，追求身心靈的創意與成長。

書系編號—MH 015　　書名—不被遺忘的時光：從失智症談如何健康老化

姓名　　　　是否已加入書香家族？ □是　□現在加入

電話（O）　　（H）　　手機

E-mail　　生日　　年　　月　　日

地址 □□□

服務機構（就讀學校）　　職稱（系所）

您的性別—□ 1. 女 □ 2. 男 □ 3. 其他

婚姻狀況—□ 1. 未婚 □ 2. 已婚 □ 3. 離婚 □ 4. 不婚 □ 5. 同志 □ 6. 喪偶 □ 7. 分居

請問您如何得知這本書？

□ 1. 書店 □ 2. 報章雜誌 □ 3. 廣播電視 □ 4. 親友推介 □ 5. 心靈工坊書訊 □ 6. 廣告 DM □ 7. 心靈工坊網站 □ 8. 其他網路媒體 □ 9. 其他

您購買本書的方式？

□ 1. 書店 □ 2. 劃撥郵購 □ 3. 團體訂購 □ 4. 網路訂購 □ 5. 其他

您對本書的意見？

封面設計	□ 1. 須再改進	□ 2. 尚可	□ 3. 滿意	□ 4. 非常滿意
版面編排	□ 1. 須再改進	□ 2. 尚可	□ 3. 滿意	□ 4. 非常滿意
內容	□ 1. 須再改進	□ 2. 尚可	□ 3. 滿意	□ 4. 非常滿意
文筆／翻譯	□ 1. 須再改進	□ 2. 尚可	□ 3. 滿意	□ 4. 非常滿意
價格	□ 1. 須再改進	□ 2. 尚可	□ 3. 滿意	□ 4. 非常滿意

本人同意　　　　（請簽名）

提供（真實姓名／ E-mail ／地址／電話／年齡／等資料），以作為心靈工坊（聯絡／寄貨／加入會員／行銷／會員折扣／等）之用，詳細內容請參閱 http://shop.psygarden.com.tw/member_register.asp。